Musikalische Begleitung
für Frühgeborene und ihre Familien

T0133279

# Musikalische Begleitung für Frühgeborene und ihre Familien

von

Susann Kobus

zeitpunkt musik
Reichert Verlag Wiesbaden 2018

Umschlagbild: Tepe Kraus, „essere guarito" (2018), Gouache und Acryl auf Papier

**Bibliografische Information der Deutschen Nationalbibliothek**
Die Deutsche Bibliothek verzeichnet diese Publikation in der Deutschen Nationalbibliografie;
detaillierte bibliografische Daten sind im Internet über http://dnb.dnb.de abrufbar.

Gedruckt auf säurefreiem Papier
(alterungsbeständig – pH 7, neutral)

© zeitpunkt Musik. Forum zeitpunkt
Dr. Ludwig Reichert Verlag Wiesbaden 2018
www.reichert-verlag.de
ISBN: 978-3-95490-319-1

*„Musik ist die pränatale Mutter"*
*(Richard Parncutt, 2007)*

# Inhalt

Einleitung . . . . . . . . . . . . . . . . . . . . . . . . . . . . . . . . . . . . . . . . . . . . . . 9

**Teil 1: Theoretische Grundlagen für eine familienzentrierte Musiktherapie mit Frühgeborenen und ihren Familien** . . . . . . . . . . . . 13

1. Frühgeborenes Kind. . . . . . . . . . . . . . . . . . . . . . . . . . . . . . . . . . . . . . 13
    1.1 Definition . . . . . . . . . . . . . . . . . . . . . . . . . . . . . . . . . . . . . . . . 13
    1.2 Häufigkeit . . . . . . . . . . . . . . . . . . . . . . . . . . . . . . . . . . . . . . . . 16
    1.3 Risikofaktoren . . . . . . . . . . . . . . . . . . . . . . . . . . . . . . . . . . . . 19
    1.4 Mortalität und Langzeitfolgen . . . . . . . . . . . . . . . . . . . . . . . . . 22
    1.5 Probleme und Herausforderungen. . . . . . . . . . . . . . . . . . . . . . 25
2. Familie. . . . . . . . . . . . . . . . . . . . . . . . . . . . . . . . . . . . . . . . . . . . . . . 27
3. Pränatale Entwicklung. . . . . . . . . . . . . . . . . . . . . . . . . . . . . . . . . . . 31
    3.1 Pränatale Situation und familiäre Bindung während
        einer Risikoschwangerschaft . . . . . . . . . . . . . . . . . . . . . . . . . 31
    3.2 Entwicklung des Hörvermögens des Fötus . . . . . . . . . . . . . . . . 36
4. Perinatale Situation der Familie bei einer Frühgeburt. . . . . . . . . . . 39
5. Postnatale Situation eines Frühgeborenen und seiner Familie. . . . . . 43
    5.1 Neonatologie. . . . . . . . . . . . . . . . . . . . . . . . . . . . . . . . . . . . . . 43
    5.2 Familie des Frühgeborenen . . . . . . . . . . . . . . . . . . . . . . . . . . . 48
        5.2.1 Eltern des Frühgeborenen. . . . . . . . . . . . . . . . . . . . . . . . 48
        5.2.2 Geschwister des Frühgeborenen . . . . . . . . . . . . . . . . . . . 52
        5.2.3 Postnatale Familien-Bindung bei Frühgeborenen . . . . . . . 56

**Teil 2: Musiktherapeutisches Konzept für die prä-, peri- und postnatale Begleitung von Familien während einer Risikoschwangerschaft und nach einer Frühgeburt zur Förderung der familiären Bindung** . . . . . . . . . . . . . . . . . . . . . . . . 67

6. Pränatal – Musiktherapie mit Risikoschwangeren und ihren Familien . . 69
    6.1 Wirkung der pränatalen Musiktherapie . . . . . . . . . . . . . . . . . . . 69
    6.2 Setting . . . . . . . . . . . . . . . . . . . . . . . . . . . . . . . . . . . . . . . . . . 71
    6.3 Phasen der pränatalen Musiktherapie mit Risikoschwangeren
        und ihren Familien. . . . . . . . . . . . . . . . . . . . . . . . . . . . . . . . . 72
        6.3.1 Erste Phase der pränatalen Musiktherapie. . . . . . . . . . . . 72
        6.3.2 Zweite Phase der pränatalen Musiktherapie . . . . . . . . . . 74

7. Perinatal – Musiktherapie während einer Frühgeburt . . . . . . . . . . . . . 77

8. Postnatal – Musiktherapie mit Frühgeborenen und ihrer Familie . . . . . 79
   8.1 Musiktherapie auf der neonatologischen Station. . . . . . . . . . . . . . 79
      8.1.1 Musiktherapeutische Einheit mit dem Frühgeborenen . . . . 82
      8.1.2 Musiktherapeutische Einheit mit den Eltern
         eines Frühgeborenen. . . . . . . . . . . . . . . . . . . . . . . . . . . . . 87
      8.1.3 Musiktherapeutische Einheit mit dem
         Geschwisterkind eines Frühgeborenen . . . . . . . . . . . . . . . 89
      8.1.4 Musiktherapeutische Einheit mit dem Frühgeborenen,
         seinen Eltern und seinem Geschwisterkind gemeinsam. . . . 91
   8.2 Musiktherapie nach der Entlassung aus der Klinik. . . . . . . . . . . . 97
9. Schlusswort . . . . . . . . . . . . . . . . . . . . . . . . . . . . . . . . . . . . . . . . 98

Abbildungsverzeichnis. . . . . . . . . . . . . . . . . . . . . . . . . . . . . . . . . . 99
Tabellenverzeichnis . . . . . . . . . . . . . . . . . . . . . . . . . . . . . . . . . . . 99
Literaturverzeichnis. . . . . . . . . . . . . . . . . . . . . . . . . . . . . . . . . . 100

# Einleitung

In meinem Musiktherapiestudium an der Westfälischen Wilhelms-Universität in Münster habe ich mich durch ein Referat im Rahmen des Seminars „Klinische Entwicklungspsychologie" intensiv mit der musiktherapeutischen Arbeit mit Frühgeborenen beschäftigt und war sehr schnell begeistert von dieser Arbeit. Ich absolvierte daraufhin die Fortbildung „Musik als Therapie auf der Frühgeborenenstation" bei Friederike Haslbeck und Monika Nöcker-Ribeaupierre am Freien Musikzentrum in München und beschäftigte mich fortan noch intensiver mit diesem Arbeitsfeld. Die Fortbildung beinhaltete eine Praxisphase in der Neonatologie im Evangelischen Klinikum Bethel in Bielefeld, bei der ich selbst Therapien durchgeführt habe. Die Therapien und der Therapieverlauf wurden per Video aufgezeichnet und im Rahmen einer kollegialen Fallberatung mit den anderen Fortbildungsteilnehmern im Team besprochen und supervidiert. Ich war fasziniert von der Arbeit mit den Frühchen und wusste sofort, dass ich in genau diesem Bereich arbeiten möchte. Seitdem bin ich im Fachkreis „Musiktherapie in der Neonatologie" der Deutschen Musiktherapeutischen Gesellschaft tätig und habe meine musiktherapeutische Arbeit ausgebaut. Heute arbeite ich musiktherapeutisch mit schwangeren Frauen, Frühgeborenen, kranken Neugeborenen, kranken Kindern (Kindergastroenterologie, Kinderendokrinologie, Kindernephrologie und Neuropädiatrie) und geistig behinderten Kindern. Dabei habe ich zunehmend festgestellt, dass die Arbeit mit den Kindern gleichzeitig auch eine Arbeit mit deren Eltern oder sogar auch Geschwistern bedeutet. Ebenso beinhaltet die Arbeit mit Schwangeren auch die Arbeit mit dem Vater des Ungeborenen und dem Geschwisterkind. Aus dieser musiktherapeutischen Arbeit entstand ein Konzeptentwurf für die Begleitung von Familien mit einem frühgeborenen Kind und mindestens einem Geschwisterkind. Meine familienzentrierte Musiktherapie zielt primär auf die Anbahnung der Eltern-Kind-Bindung und der Geschwister-Bindung als wichtigsten Schutzfaktor in der kindlichen Entwicklung ab und fördert langfristig nach der Entlassung von der neonatologischen Station eine positive Entwicklung des Kindes. Nach meinen Beobachtungen entwickelt sich die Bindung jedoch bereits pränatal. Bei dem Auftreten eines Risikofaktors in der Schwangerschaft entsteht meist eine überraschend und unvorbereitet auftretende Belastungssituation für die Familie. Daher werden die Familien im Falle einer Risikoschwangerschaft bereits pränatal musiktherapeutisch von mir begleitet. Ebenso verhält es sich während und nach einer Frühgeburt, die die Eltern und das Geschwisterkind emotional stark belastet. Die Zeit während der Risikoschwangerschaft und nach der Frühgeburt ist geprägt von Angst, Hoffnung, Enttäuschung, Zuversicht, Zusammenhalt und Selbstbehauptung.

Hohe Anforderungen werden auch an das Geschwisterkind gestellt, das nicht nur eine Verlagerung der elterlichen Fürsorge und Aufmerksamkeit miterlebt, sondern auch lernen muss, diese zu tolerieren und damit umzugehen. Das Geschwisterkind muss ebenso die Belastungen für die Eltern mittragen.

„Der Aufenthalt eines Neugeborenen auf einer neonatologischen Intensivstation stellt für die gesamte Familie ein krisenhaftes und stressbeladenes Lebensereignis dar" (Bundesverband „Das frühgeborene Kind" e. V. 2010, 7). Haslbeck beschreibt die Situation mit den Worten: „Zu früh geboren und zu früh Eltern geworden, zu früh aus der Geborgenheit des Mutterleibs gerissen und zu früh ein Kind entbunden, zu dem das Band noch nicht geknüpft war" (Haslbeck 2015, 40).

Dieses Buch gliedert sich in zwei Teile mit neun Kapiteln. Der erste Teil beinhaltet die theoretischen Grundlagen für mein musiktherapeutisches Konzept der familienzentrierten Musiktherapie mit Frühgeborenen und ihren Familien zur Förderung des Beziehungsaufbaus und umfasst die Kapitel eins bis fünf. In den Kapiteln eins und zwei definiere ich die zentralen Begriffe „Frühgeborenes Kind" und „Familie". Im weiteren Verlauf betrachte ich in den Kapiteln drei bis fünf die prä-, peri- und postnatale Situation der Familien während der Risikoschwangerschaft und bei einer Frühgeburt. Im zweiten Teil dieses Buches mit den Kapiteln sechs bis acht stelle ich mein musiktherapeutisches Konzept für die prä-, peri- und postnatale Begleitung dieser Familien vor, das während meiner musiktherapeutischen Arbeit entstanden ist. Mit einem Schlusswort in Kapitel neun schließe ich mein Buch ab.

Der Schwerpunkt liegt auf der Familie mit mindestens einem Kind, die ein weiteres Kind durch eine Frühgeburt zur Welt bringt. Als Geschwisterkinder zähle ich Kinder bis zu einem Alter von zehn Jahren. Ich konnte beobachten, dass sich seit den 1990er-Jahren ein Paradigmenwechsel von der Kind- zur Familien- und Kontextzentrierung in der neonatologischen Betreuung vollzieht, dem glücklicherweise auch in der musiktherapeutischen Arbeit nachgekommen wird.

„Family-centered care is becoming a standard of care in NICUs."
(Cooper et al. 2007, 32).

*Formale Anmerkung*

Zur besseren Verständlichkeit verwende ich bei dem Geschwisterkind meist die singuläre Form. Dies soll selbstverständlich die plurale Form nicht ausschließen. Mein Konzept lässt sich auch auf die Arbeit mit Frühgeborenen mit mehreren Geschwistern übertragen und erweitern. Ebenso handelt es sich um die musiktherapeutische Arbeit von Therapeutinnen und Therapeuten. Zur besseren Verständlichkeit nutze ich dabei ausschließlich die weibliche Form. Dies soll selbstverständlich das männliche Geschlecht nicht ausschließen.

*Abkürzungen*

| | | |
|---|---|---|
| GG | = | Gestationsgewicht |
| GA | = | Gestationsalter |
| SSW | = | Schwangerschaftswoche(n) |
| ICD-10 | = | International Classification system for Diseases (10. Aufl.) |

# Teil 1: Theoretische Grundlagen für eine familienzentrierte Musiktherapie mit Frühgeborenen und ihren Familien

## 1. Frühgeborenes Kind

### 1.1 Definition

Als frühgeborenes Kind („preterm infant"), Frühgeborenes oder Frühchen werden Kinder bezeichnet, die ein Gestationsalter[1] von unter 259 Tagen aufweisen und somit 37 Schwangerschaftswochen noch nicht vollendet haben (vgl. Obladen et al. 2006, 2) und mit einem Geburtsgewicht von unter 2500 g geboren werden (vgl. Nöcker-Ribaupierre 2007a).

Eine Frühgeburt wird nach Gewicht und Gestationsalter entsprechend der internationalen statistischen Klassifikation der Krankheiten und verwandten Gesundheitsproblemen (ICD-10) eingeteilt.

| | |
|---|---|
| P07.0 | Neugeborenes mit extrem niedrigem Geburtsgewicht (999 Gramm und weniger) |
| P07.1 | Neugeborenes mit sonstigem niedrigem Geburtsgewicht (1000 bis 2499 Gramm) |
| P07.2 | Neugeborenes mit extremer Unreife (Gestation von weniger als 28 vollendeten Wochen bzw. weniger als 196 vollendeten Tagen) |
| P07.3 | Sonstige vor dem Termin Geborene (Gestationsalter von 28 bis 36 vollendeten Wochen bzw. ab 196 vollendeten Tagen bis 259 vollendeten Tagen) |

**Tab. 1:** ICD-10 Klassifikationen von Frühgeburt (Helmer 2007, 7)

Die nachfolgende Tabelle 2 bezieht sich auf die Einteilung nach dem Gestationsalter nach Helmer.

---

[1] Die Definition des Gestationsalters gründet auf der International Classification of Diseases (ICD). Es gibt die Zeit an, die vom ersten Tag der letzten normalen Periode gemessen wird. Normal beträgt diese Zeit etwa 280 Tage. Die rechnerische und klinische Bestimmung des Gestationsalters haben eine Treffsicherheit von jeweils ± zwei Wochen (vgl. Obladen et al. 2006, 2).

| Gestationsalter in vollendeten SSW plus Tagen | Bezeichnung |
|---|---|
| < 24+0 | extrem frühe Frühgeburt („extremely-low-gestational-age") |
| 24+0 bis 27+6 | sehr frühe Frühgeburt („very-low-gestational-age") |
| 28+0 bis 33+6 | frühe Frühgeburt („low-gestational-age") |
| 34+0 bis 36+6 | späte Frühgeburt („late-gestational-age") |

**Tab. 2:** Klassifikation der Frühgeburten nach Gestationsalter (Helmer 2007, 8)

Ein termingerecht geborenes Kind („full-term infant") kommt ab der 38. Schwangerschaftswoche zur Welt und ein übertragenes Kind („post-term infant") ab der 42. Schwangerschaftswoche.

Da die rein zeitliche Bestimmung keine konkrete Aussage über den Zustand und das neonatale Risiko des Kindes gibt, wird zusätzlich zum Reifealter das Geburtsgewicht für die Beurteilung einbezogen (vgl. Schölmerich et al. 2008, 38).

Alle frühgeborenen Kinder mit einem Geburtsgewicht unter 2500 g werden als untergewichtige Neugeborene („low-birth-weight" = LBW), mit einem Geburtsgewicht unter 1500 g als sehr untergewichtige Neugeborene („very-low-birth-weight" = VLBW) und mit einem Geburtsgewicht unter 1000 g als extrem untergewichtige Neugeborene („extremely-low-birth-weight" = ELBW) bezeichnet. Neben den eutrophen Frühgeborenen, bei denen das Geburtsgewicht der Schwangerschaftsdauer entspricht und die in der nachfolgenden Abbildung zwischen der 10. und 90. Perzentile liegen, gibt es hypotrophe Frühgeborene, die unüblich klein und unüblich leicht für die Schwangerschaftsdauer („small for gestational age" = SGA) sind. Sie liegen unter der 10. Perzentile. Die hypertrophen Frühgeborenen, die unüblich groß und unüblich schwer für die Schwangerschaftsdauer („large for gestational age" = LGA) sind, liegen oberhalb der 90. Perzentile (vgl. Steidinger et al. 1995). In der nachfolgenden Abbildung 1 sind die Neugeborenen mit ihrem möglichen Geburtsgewicht und ihrer Schwangerschaftsdauer in ihrem jeweiligen Perzentilenbereich dargestellt.

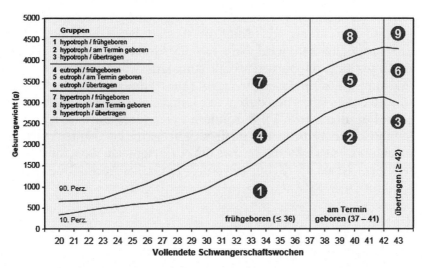

**Abb. 1:** Lage der Neugeborenen im 2-dimensionalen Klassifikationsschema „Geburtsgewicht – Schwangerschaftsdauer" (Brinks 2007, 20)

| Gestations-alter (vollendete Wochen) | Geburtsgewichtsperzentilwertbereich | | |
|---|---|---|---|
| | < 10. | 10.–90. | > 90. |
| **≤ 36. SSW** (258 Tage und weniger) *frühgeboren* | 1 hypotrophes Frühge-borenes (preterm small-for-gestational-age-infant) | 4 eutrophes Frühgebo-renes (preterm approriate-for-gestational-age-infant) | 7 hyperthrophes Früh-geborenes (preterm large-for-gestational-age-in-fant) |
| **37–41. SSW** (259–293 Tage) *am Termin geboren* | 2 hypothrophes Neu-geborenes (term small-for-ge-stational-age-infant) | 5 euthropes Neugebo-renes (term appropriate-for-gestational-age-infant) | 8 hyperthrophes Neu-geborenes (term large-for-gesta-tional-age-infant) |
| **≥ 42. SSW** (294 Tage und mehr) *übertragen* | 3 hypothrophes über-tragenes Neugebore-nes (postterm small-for-gestational-age-infant) | 6 euthrophes übertra-genes Neugeborenes (postterm appropri-ate-for-gestational-age-infant) | 9 hypertrophes über-tragenes Neugebore-nes (postterm large-for-gestational-age-infant) |

**Tab. 3:** Klassifikation Neugeborener nach Geburtsgewicht und Schwangerschaftsdauer (Brinks 2007, 20)

Das Gewicht des Frühgeborenen gibt eine genauere Aussage über seinen Entwicklungsstand als das Alter in Gestationswochen. Der Beginn der Überlebensmöglichkeit wird bei etwa 23 Gestationswochen definiert, die untere Grenze des Geburtsgewichts zum Überleben liegt aber bei 300 bis 600 Gramm. So kann es ein frühgeborenes Kind geben, das mehr als 23 Gestationswochen alt, aber durch die Untergewichtigkeit nicht überlebensfähig ist. Vor allem bei VLBW-Kindern („very-low-birth-weight") oder ELBW-Kindern („extremely-low-birth-weight") treten häufig bleibende Schädigungen und Entwicklungsdefizite auf. Es zeigt sich, dass das Geburtsgewicht wichtiger ist als der Geburtstermin (vgl. Carlitscheck 2013, 18f.).

## 1.2 Häufigkeit

Jährlich werden weltweit 15 Millionen und europaweit 0,5 Millionen Frühchen geboren (vgl. Haslbeck 2013, 3). In Deutschland kommen fast 60.000 Babys jährlich vor der vollendeten 37. Schwangerschaftswoche als Frühgeborene zur Welt (vgl. Fehrenbach 2012, 13).

Die nachfolgende Tabelle 4 gibt die Verteilung der Geburten nach ihrem Gestationsalter im Jahr 2008 in Deutschland an. Dabei wird nicht in Einlinge und Mehrlinge unterteilt.

| Gestationsalter in vollendeten SSW plus Tagen | | N | % | Kumulierte % |
|---|---|---|---|---|
| < 28+0 | Extreme Frühgeburt | 3.647 | 0,5 | 0,5 |
| 28+0 bis < 32+0 | Sehr frühe Frühgeburt | 6.129 | 0,9 | 1,4 |
| 32+0 bis < 37+0 | Moderate Frühgeburt | 50.578 | 7,6 | 9,0 |
| 37+0 bis < 42+0 | Termingeburt | 600.920 | 89,8 | 98,8 |
| 42+0 und darüber | Übertragene Geburt | 6.256 | 0,9 | 99,7 |
| ohne Angabe | | 1.907 | 0,3 | 100,0 |
| **Gesamt** | | **669.437** | **100,0** | **100,0** |

Tab. 4: Gestationsalter aller geborenen Kinder in Deutschland im Jahr 2008 (Bundesgeschäftsstelle Qualitätssicherung GmbH 2009, 1.11)

In der folgenden Abbildung 2 wird die Anzahl der Einlingsgeburten dargestellt. Die Daten stammen aus einer deutschen Perinatalerhebung der Jahre 1995 bis 2000.

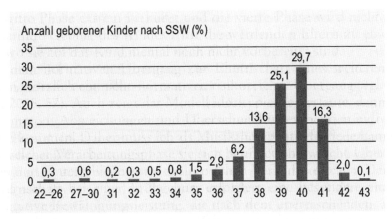

**Abb. 2:** Verteilung der Schwangerschaftsdauer für Einlingsgeburten
in Deutschland (Poets et al. 2012, 722)

Bei Betrachtung der Tabelle 5 ist festzustellen, dass die meisten frühgeborenen
Kinder in Deutschland mit einem Gestationsalter zwischen 32 und 37 Wochen
geboren werden. Im Jahr 2008 waren dies 83,8% aller frühgeborener Kinder.

| Gestationsalter in vollendeten SSW plus Tagen | | N | % | Kumulierte % |
|---|---|---|---|---|
| < 28+0 | Extreme Frühgeburt | 3.647 | 6,0 | 6,0 |
| 28+0 bis < 32+0 | Sehr frühe Frühgeburt | 6.129 | 10,2 | 16,2 |
| 32+0 bis < 37+0 | Moderate Frühgeburt | 50.578 | 83,8 | 100,0 |
| **Gesamt** | | **60.354** | **100,00** | |

**Tab. 5:** Gestationsalter aller frühgeborener Kinder in Deutschland im Jahr 2008
(Bundesgeschäftsstelle Qualitätssicherung GmbH 2009, 1.11)

Goldenberg et al. erfassten 2008 in einer dreiteiligen Serie für die medizinische
Fachzeitschrift Lancet, dass 5% der frühgeborenen Kinder vor der 28. SSW
zur Welt kommen, 15% zwischen der 28. und 31. SSW, 20% zwischen der 32.
und 33. SSW und 60–70% zwischen der 34. und 36. SSW. Dieses Ergebnis entspricht etwa den in Tabelle 5 dargestellten Daten der Bundesgeschäftsstelle
Qualitätssicherung GmbH und den Ergebnissen von Cohen-Wolkowiez et al.
und Reddy et al., wonach im Jahr 2009 in den USA mehr als 70% der Frühgeburten zwischen der 34. und 36. Schwangerschaftswoche lagen. 2012 brachte
die March of Dimes Foundation mit Unterstützung von insgesamt 45 internationalen Experten und 50 Organisationen einen Bericht über die Frühge-

burten weltweit heraus. Sie konnten feststellen, dass 84% aller Frühgeburten
späte Frühgeburten mit guten Überlebenschancen waren (vgl. Lechner 2013,
18f.). Jedes dritte der Frühgeborenen muss auf einer Neugeborenen-Intensiv-
Station versorgt werden (vgl. Nöcker-Ribaupierre 2007a, 2). Die Tendenz der
Frühgeburten ist in den letzten 20 Jahren steigend. Ebenso kommen immer
mehr jüngere Frühgeborene zur Welt.

Die Häufigkeit, mit der Kinder in Deutschland zu früh geboren werden,
zeigt, dass es sich nicht um Einzelfälle handelt. Dies wird durch die Entwicklung der Prävalenzrate der Jahre 2001 bis 2008 verdeutlicht. Während der Bun-
desdurchschnitt von Ende der 1990er-Jahre bis ins Jahr 2000 nach Kirschner
und Hoeltz (2000, 117) bei recht konstanten 6% lag, zeigt ein Vergleich der
bundesweiten Datensätze von 2001 bis 2008 einen deutlichen Anstieg der
Frühgeborenenrate.

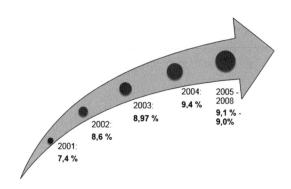

**Abb. 3:** Anstieg der Frühgeborenenrate in Deutschland
in den Jahren 2001 bis 2008 (Carlitscheck 2013, 23)

Die medizinischen Weiterentwicklungen im Bereich der Neonatologie tragen
maßgeblich dazu bei, dass auch das Überleben sehr kleiner und unreifer Kinder
gesichert werden kann und damit die Zahl überlebender frühgeborener Kinder
steigt. Dies kann dem Fortschritt im Bereich intensivmedizinischer Technolo-
gien, medikamentöser Behandlungen und pflegerischer Behandlungsmethoden
angerechnet werden. Zudem führt die immer leistungsfähigere, differenzierte-
re pränatale Ultraschalldiagnostik dazu, dass Fehlbildungen und Erkrankungen
der Ungeborenen frühzeitig erkannt werden können. Infolgedessen steigt die
Anzahl an indizierten Frühgeburten durch einen Kaiserschnitt und somit die
Häufigkeit der Frühgeburt an sich (vgl. Herting 2010, 71). Frühere Fehlgebur-
ten sind heutzutage Frühgeburten. Die Überlebensrate der Frühgeborenen, die
nach der 27. SSW geboren werden, beträgt 95% und der Frühgeborenen, die mit
24 SSW geboren werden, 55% (vgl. Haslbeck 2013, 3).

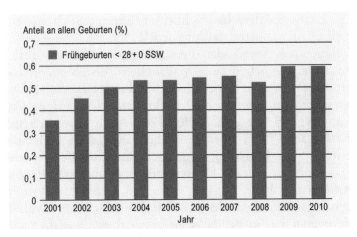

**Abb. 4:** Anteil extremer Frühgeburten vor der 28. SSW
in Deutschland von 2001 bis 2010 (Schleußner 2013, 229)

Wie aus der Abbildung 4 hervorgeht, hat die Frühgeborenenrate der extremen
Frühgeburten vor der 28. SSW von 2001 bis 2010 ebenfalls zugenommen. Als
Ursachen kommen nach Schleußner vor allem bekannte demographische Risikofaktoren, wie der Anstieg des mütterlichen Alters bei der Schwangerschaft
und die Prävalenz von Diabetes mellitus, in Betracht (vgl. Schleußner 2013,
227).

## 1.3 Risikofaktoren

Es gibt unterschiedliche Faktoren und äußere Einflüsse, die sich negativ auf
die Entwicklung des Fötus auswirken und eine Frühgeburt begünstigen können (vgl. Haslbeck 2013, 9).

Die häufigsten Ursachen für eine Frühgeburt sind Infektionen, Störungen
der Plazentation[2] und primäre Erkrankungen des Fötus. Jede der Ursachen
kann zu vorzeitigen Wehen, zu einem frühen vorzeitigen Blasensprung führen
oder die Grundlage für die indizierte vorzeitige Schwangerschaftsbeendigung
sein. Als weitere Ursache für eine Früh- oder Fehlgeburt kann eine Zervixinsuffizienz für eine Uteruspathologie vorliegen. Darunter ist eine schmerzfreie
Erweichung und Verkürzung der Zervix (Gebärmutterhals) mit Eröffnung
und Zentrierung des Zervikalkanals zu verstehen. Diese findet ohne Wehentätigkeit statt und kann zum Spätabort oder einer Frühgeburt führen (vgl.

---

[2]    Der Begriff Plazentation bezeichnet die Entwicklung der Plazenta während der Schwangerschaft.

Spätling et al. 2004). Spätling und Schneider führen jedoch nur einen kleinen Prozentsatz der Frühgeburten darauf zurück.

Ein zunehmender Anteil der Frühgeburten resultiert aus Mehrlings-schwangerschaften, die neben einer natürlichen Entstehung auch häufig Folge der Reproduktionsmedizin sind (vgl. Spätling et al. 2004). Die steigende Zahl erfolgreicher Kinderwunschbehandlungen wirkt sich auf die Frühge-burtenzahl aus (vgl. Friese et al. 2003, 478). Auch chronischer Stress wird als mögliche Ursache für vorzeitige Wehen angegeben (vgl. Spätling et al. 2004). Eine hohe Stressbelastung in der Schwangerschaft kann die Entwick-lung von prä- und postnatalen Depressionen begünstigen. Eine andauernde starke Stressbelastung kann die kognitive und emotionale Entwicklung so-wie die Verhaltensregulation des Kindes beeinträchtigen (vgl. Nussberger 2014, 78). Depressionen in der Schwangerschaft gelten daher als Risikofak-tor für eine Frühgeburt. „Depressed mood during pregnancy, however, has also been linked to numerous adverse outcomes" (vgl. DaCosta et al. 2000, 32). Neben dem erhöhten Risiko, dass Depressionen in der Schwangerschaft zu einer Frühgeburt führen können, gibt es einen Zusammenhang zwischen einem geringeren Geburtsgewicht und einem geringeren Gesundheitsver-halten (vgl. Steer et al. 1992). Neben Umwelteinflüssen aller Art, die schäd-lich auf den Fötus wirken können, existieren selbst verursachte Risiken wie der Genuss von Nikotin, Alkohol, Kokain oder Amphetaminen (vgl. Has-lbeck 2013, 9). Lundsberg et al. konnten beobachten, dass bereits ab einem wöchentlichen Konsum von weniger als zwei „Drinks" in der Spätschwan-gerschaft, nicht aber im ersten Schwangerschaftsmonat, ein erhöhtes Risiko für eine Frühgeburt besteht (vgl. Lundsberg at al. 1997). Nach Kesmodel et al. bestand dieses Risiko allerdings erst ab einer Zufuhr von zehn „Drinks" pro Woche (vgl. Kesmodel et al. 2000, 512). Jaddoe et al. fanden heraus, dass der Konsum von einem oder mehreren „Drinks" pro Tag bis zum Zeitpunkt der Kenntnis der Schwangerschaft das Risiko für ein Kind mit niedrigem Geburts-gewicht und tendenziell auch das für eine Frühgeburt erhöht (vgl. Jaddoe et al. 2007). Mögliche Gründe für die steigende Frühgeburtenrate sind beispielswei-se das Alter der Erstgebärenden (vgl. Fehrenbach 2012, 13), wenn diese unter 17 oder über 34 Jahre alt ist (Haslbeck 2013, 9). Weitere Risikofaktoren sind Erkrankungen der Mutter oder des Kindes, Unfälle oder Operationen der Mutter (vgl. Kaufmann 2014, 18) und soziale Probleme der Mutter (vgl. Lein-müller 2001). Psychosoziale Belastungen durch Überforderung können eben-falls eine Frühgeburt begünstigen (vgl. Kaufmann 2014, 18).

In besonders schwierigen Fällen spricht man von Risikoschwangerschaf-ten. Nach den Mutterschaftsrichtlinien werden heute viele schwangere Frau-en als Risikoschwangere bezeichnet, aber nur ein geringer Teil dieser Frauen werden auch klinisch stationär betreut. Bei Schwangeren, bei denen das Ri-siko einer Frühgeburt besteht, ist eine stationäre Betreuung indiziert (vgl.

Kaufmann 2014, 18). Zusammengefasst indizieren folgende Symptomatiken eine Risikoschwangerschaft:

- Erstgebärende Mütter unter 17 und über 34 Jahren, mehrgebärende Mütter über 40 Jahre
- Vielgebärende mit mehr als vier Kindern
- Mehrlinge
- Vorangegangene gynäkologische oder geburtshilfliche Eingriffe (Sterilitätsbehandlung, frühzeitiger Kindsverlust in der Schwangerschaft, Totgeburten, nach Geburt eines untergewichtigen Kindes)
- Schwangerschaften, die mit Hilfe der Reproduktionsmedizin eingetreten sind
- Erkrankungen in der Schwangerschaft (Hyperemesis gravidarum[3], Infektionen, Hypertonie, Präeklampsie[4], Eklampsie[5], uterine Blutungen, frühzeitige Wehen, vorzeitige Portioreifung[6]) (vgl. Nussberger 2014, 77f.)
- vorzeitiger Blasensprung
- Plazenta praevia[7]
- Wachstumsretardierung des Fötus durch Alkohol, Nikotin, Koffein und Drogen aller Art
- vorzeitige Wehen vor der 35. Schwangerschaftswoche, die eine Verkürzung des Gebärmutterhalses und eine vorzeitige Portioreifung bewirken (vgl. Kaufmann 2014, 19)

Das Zusammenspiel somatischer, psychischer und sozialer Faktoren erhöht das Risiko für eine Frühgeburt (vgl. Leinmüller 2001). Für eine Frühgeburt werden multifaktorielle Ursachen angenommen. Im Einzelfall sind sie meist nicht feststellbar. Des Weiteren können sozioökonomische Risiken und anamnestische Belastungen als Ursachen für eine Frühgeburt in Frage kommen (vgl. Dudenhausen et al. 2001).

---

[3]    Als Hyperemesis gravidarum wird übermäßiges Erbrechen, das meist im ersten Trimenon der Schwangerschaft auftritt, bezeichnet (vgl. Nussberger 2014, 77).

[4]    Präeklampsie ist eine in der Schwangerschaft neu aufgetretene arterielle Hypertonie (Bluthochdruck), bei der gleichzeitig eine Proteinurie (übermäßige Ausscheidung von Eiweiß über den Urin) besteht. Der Fötus ist dadurch minderversorgt und bei der schwangeren Frau kommt es zu Ödemen (Wassereinlagerungen). Da die Mutter und das Kind gefährdet sind, muss ein Kaiserschnitt die Schwangerschaft beenden (vgl. Kaufmann 2014, 19).

[5]    Bei einer Eklampsie handelt es sich um eine Schwangerschaftsvergiftung (vgl. Nussberger 2014, 77).

[6]    Bei einer vorzeitigen Portioreifung hat sich der Muttermund vorzeitig geöffnet (vgl. Nussberger 2014, 77).

[7]    Als Plazenta praevia wird eine Fehllage der Plazenta bezeichnet. Die Plazenta befindet sich am Rand des inneren Muttermundes oder verläuft direkt darüber und überdeckt den Geburtskanal ganz oder teilweise. Von einer Plazenta praevia wird erst nach Abschluss der 24. Schwangerschaftswoche gesprochen, da es vorher noch möglich ist, dass die Plazenta nach oben wächst (vgl. Kaufmann 2014, 19).

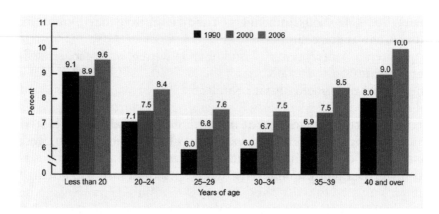

**Abb. 5:** Anzahl der Frühgeborenen (in Prozent) in Abhängigkeit vom
Alter der Mutter in den USA in den Jahren 1990, 2000 und 2006 (Haslbeck 2013, 12)

## 1.4 Mortalität und Langzeitfolgen

Die Frühgeburt ist eines der zentralen Probleme der Geburtsmedizin und ist
der bedeutendste Risikofaktor für die perinatale Mortalität und Morbidität
(vgl. Schleußner 2013, 227). Die Überlebenschancen frühgeborener Kinder
haben sich wie in Kapitel 1.2 beschrieben aufgrund des intensivmedizini-
schen Fortschritts in den letzten Jahren erheblich verbessert.

Während in den 1980er Jahren nur 49 % der extrem kleinen Frühgeborenen die Neonatalperiode[8] überlebten, waren es in den 1990er Jahren knapp
70 %. Heute überleben mehr als 75 % der extrem kleinen Frühgeborenen
und mehr als 90 % der Frühgeborenen mit einem Geburtsgewicht von unter
1500 g (vgl. Wilson-Costello et al. 2007). Im Jahr 2010 trug die Frühgeburtlichkeit mit 77 % zur perinatalen Sterblichkeit bei. Dies gilt insbesondere für
die extremen Frühgeborenen unter der 28. SSW mit einer perinatalen Mortalität von 32 %, während späte Frühgeborene nach der 32. SSW mit 1,3 %
noch immer ein mehr als 10-fach höheres Risiko als Reifgeborene aufweisen (vgl. Schleußner 2013, 227). Die Überlebenswahrscheinlichkeit nimmt
mit steigendem Gestationsalter proportional zu (vgl. Wilson-Costello et al.
2007).

Neben der hohen Letalität ist bei sehr kleinen Frühgeborenen das be-
trächtliche Risiko für die Entwicklung von schwerwiegenden Langzeit-
schäden beunruhigend (vgl. Schleußner 2013, 227). Es gibt verschiedene
Probleme, die teilweise erst nach einigen Jahren auftreten, wie beispielsweise Behinderungen der Wahrnehmung, Einschränkungen des Sehens,
Hörstörungen, Schulprobleme, Zerebralparesen oder eine eingeschränkte

---

[8]     Die Neonatalperiode beginnt mit der Geburt und endet mit Vollendung des 28. Tages nach
        der Geburt.

Intelligenz (vgl. Nöcker-Ribaupierre et al. 2004, 12) wie nachfolgend in diesem Kapitel dargestellt.

Mit einem Geburtsgewicht von unter 1000 g ist ein Frühgeborenes meist noch nicht in der Lage, ohne technische Hilfe zu atmen oder Nahrung aufzunehmen. Es wird beatmet, sondiert und an viele Überwachungsgeräte angeschlossen, sodass es durchgängig beobachtet, überwacht und versorgt werden kann. Auch im Laufe der stationären Zeit können sich noch gesundheitliche Probleme oder körperliche Komplikationen einstellen, die Auswirkungen auf die Entwicklung des Kindes haben (vgl. Nöcker-Ribaupierre 2007a, 2).

Mit der kontinuierlichen Verbesserung der neonatalen Versorgungsqualität, der dadurch sinkenden Mortalität extrem und sehr kleiner frühgeborener Kinder, stellt sich die Frage, ob diese Entwicklung nicht einen Anstieg der Morbidität und eine Verschlechterung der späteren Lebensqualität der ehemaligen frühgeborenen Kinder zur Folge haben muss. Langzeituntersuchungen scheitern häufig daran, dass viele Kinder nicht mehr nachverfolgt werden können.

Eine Ausnahme stellen die skandinavischen Länder dar, wo jedem Einwohner eine feste Nummer zugeordnet wird, sodass in Schweden eine landesweite Studie mit Einlingen durchgeführt werden konnte. Diese wurden von 1973 bis 1979 vor der 37. SSW geboren und bis zu einem Alter von 36 Jahren beobachtet (vgl. Poets et al. 2012). Die nachfolgende Tabelle 6 zeigt die schwedische Mortalitätsrate von ehemaligen Frühgeborenen, die von der 34. bis zur 36. Gestationswoche geboren wurden, im Vergleich zu Neugeborenen ab der 37. bis zur 42. Gestationswoche.

| Personenanzahl | Altersgruppe | Gestationsalter (SSW) | Todes-fälle | Mortalität (%) |
|---|---|---|---|---|
| Gesamt: 674.820 | 1–5 Jahre | 34–36 | 59 | 0,53 |
| | | 37–42 | 1011 | 0,32 |
| (22-27 SSW: 226 | 6–12 Jahre | 34–36 | 28 | 0,18 |
| 28-33 SSW:   5.163 | | 37–42 | 636 | 0,15 |
| 34-36 SSW:  22.590 | 13–17 Jahre | 34–36 | 37 | 0,34 |
| 37-42 SSW: 626.723 | | 37–42 | 748 | 0,24 |
| ab 43. SSW:  20.118) | 18–36 Jahre | 34–36 | 206 | 0,65 |
| | | 37–42 | 4035 | 0,46 |

**Tab. 6:** Todesfälle zwischen 1 und 36 Jahren bei $34^{0/7}$ bis $36^{6/7}$ SSW Geborenen (späte Frühgeburt) und $37^{0/7}$ bis $42^{6/7}$ SSW Geborenen (Termingeburt und übertragene Geburt) in Schweden (nach Poets et al. 2012, 725)[9]

---

9   Hochgestellte Zahlen kennzeichnen den jeweiligen Tag der angegebenen SSW.

Es zeigte sich bis ins Erwachsenenalter ein erhöhtes Sterberisiko für ehemals zu früh geborene Kinder. Bei Neugeborenen ab der 38. Schwangerschaftswoche wurde nicht unterschieden, ob es sich bei den Personen um termingeborene oder übertragene Kinder handelt. Da die betrachteten Frühgeborenen zwischen der 35. und 37. Schwangerschaftswoche geboren wurden, handelt es sich um späte Frühgeburten. Es ist anzunehmen, dass die Mortalitätsrate bei extrem frühen, sehr frühen und frühen Frühgeburten höher ist als die Raten in Tabelle 6.

Das beobachtete erhöhte Sterberisiko war unabhängig von einer fetalen Wachstumsverzögerung oder angeborenen Fehlbildung und beruhte vorwiegend auf Atemwegs-, endokrinen und kardiovaskulären Erkrankungen bei den Verstorbenen. Ein negativer Einfluss einer nur wenige Wochen zu früh erfolgten Geburt auf die Überlebenswahrscheinlichkeit der Betroffenen ist somit bis ins Erwachsenenalter nachweisbar. Neben den Mortalitätsdaten wurden in der schwedischen Geburtskohorte auch die langfristigen sozialen Auswirkungen der vorzeitigen Geburt untersucht. 1,8% der Reifgeborenen nahmen eine staatliche Unterstützung in Anspruch. Bei den Geborenen von $37^{0/7}$ bis $38^{6/7}$ SSW zeigt sich ein erhöhtes Risiko von 2,2%. Bei der Geburt zwischen $33^{0/7}$ und $36^{6/7}$ SSW waren sogar 2,8% der Personen auf eine staatliche Unterstützung angewiesen. In einer vergleichbaren norwegischen Langzeitstudie erhielten 1,7% der reifgeborenen jungen Erwachsenen (19–35 Jahre) eine Behindertenrente und 2,5% der Frühgeborenen, die zwischen $34^{0/7}$ und $36^{6/7}$ SSW geboren wurden (vgl. Poets et al. 2012, 723f.). In einer weiteren Studie mit schwedischen Frühgeborenen der Jahrgänge 1987 bis 2000 wiesen 30% der $33^{0/7}$ bis $36^{6/7}$ SSW geborenen Kinder und 10% der $37^{0/7}$ bis $38^{6/7}$ SSW geborenen Kinder ein höheres Risiko für eine Aufmerksamkeitsdefizit-Hyperaktivitäts-Störung (ADHS)[10] auf, als Kinder, die ab der $39^{0/7}$ SSW geboren wurden (vgl. Poets et al. 2012, 724). Bei den Ergebnissen handelt es sich um die Auswertung von Frühgeborenen, die vor dem Jahr 2000 geboren wurden. Damals war die neonatale Versorgungsqualität nicht vergleichbar mit der heutigen stationären Betreuung und der anschließenden Nachsorge. Da sich die neonatale Versorgungsqualität ständig weiterentwickelt und verbessert, ist eine konkrete Aussage über die momentanen Langzeitfolgen nur prognostizierbar.

Die häufigste Entwicklungsbeeinträchtigung nach einer Frühgeburt ist die der globalen und spezifischen kognitiven Entwicklung. Eine große Anzahl von Outcome-Studien hat belegt, dass frühgeborene Kinder ab dem Kleinkindalter in Entwicklungstests und später bei der Intelligenzmessung schlechter abschneiden und ein Zusammenhang mit dem Gestationsalter bei der Geburt und dem Geburtsgewicht besteht (vgl. Wense et al. 2013, 133). Bei einer Frühgeburt ist das

---

[10]   Die Aufmerksamkeits-Defizit-Hyperaktivitäts-Störung (ADHS) oder Attention deficit hyper-activity disorder (ADHD) gehört zur Gruppe der Verhaltens- und emotionalen Störungen mit Beginn im Kindes- oder Jugendalter (ICD-10: F90–F98).

Hirn noch unreif und unterliegt einer spezifischen Verletzungsgefahr durch eine mangelnde Nährstoff- und Sauerstoffversorgung oder eine vermehrte Blutungsneigung. Daraus folgt ein erhöhtes Risiko für atypische Hirnentwicklungsverläufe, die die Substanzbildung, die Verschaltung von Synapsen und die Ausbildung von neuronalen Regelkreisen betreffen können. Es gilt die Annahme: Je unreifer das Gehirn zu Beginn des extrauterinen Lebens ist, desto atypischer sind seine strukturelle und funktionale Ausformung (vgl. Wense et al. 2013, 134).

Ob Risikofaktoren auch Risikofolgen hervorrufen, hängt nicht allein von den Eigenschaften des Risikos ab, sondern von der Risikobewältigung (vgl. Meyer-Probst et al. 2000, 117). Die Vorhersage des individuellen Entwicklungsoutcomes ist nur eingeschränkt möglich und von vier Faktoren abhängig:

- schwere neonatale Komplikationen (Funktionsfähigkeit bzw. Behinderung)
- kindliche Resilienz bzw. Vulnerabilität (personenbezogener Faktor) und dem daraus resultierenden Aufholwachstum
- Art und Weise der neonatalen Pflege und Versorgung (Umweltfaktor)
- familiäres Umfeld (Umweltfaktor) (vgl. Carlitscheck 2013, 49)

Im Grundschulalter haben sehr kleine Frühgeborene signifikant mehr Verhaltensprobleme als termingerecht geborene Gleichaltrige. Dazu gehören ADHS, Unaufmerksamkeit, Impulsivität, emotionale Probleme und Probleme mit Gleichaltrigen (vgl. Foulder-Hughes et al. 2003). Besonders auffällig sind die schulischen Probleme in dem Fach Mathematik, wo 43% der Frühgeborenen ohne schwere neurologische Auffälligkeiten Lernschwierigkeiten haben. In den Bereichen Lesen, Schreiben, Rechtschreibung und im Fach Sport zeigen diese Kinder eine verzögerte Entwicklung (vgl. Pritchard et al. 2009). Auch extrem unreif geborene Kinder entwickeln sich körperlich oft normal. In Abhängigkeit von der Unreife bei Geburt kommt es zu verschiedenen Entwicklungsstörungen. Kognitive Beeinträchtigungen unterschiedlichen Ausmaßes treten häufiger auf als Körperbehinderungen und Aufmerksamkeitsprozesse sind besonders häufig betroffen (vgl. Reuner 2015, 41).

## 1.5 Probleme und Herausforderungen

Für ein Frühgeborenes bedeutet die Geburt immer auch ein frühes körperliches und seelisches Trauma. Vor der Geburt ist das Kind in die intrauterine Klangumgebung eingebettet. Neben den Geräuschen des Organismus der Mutter, wie beispielsweise dem Herzschlag, der Atmung und den Verdauungsgeräuschen, erlebt das Ungeborene Klänge, Stimmen und Geräusche der Außenwelt. Die Stimme der Mutter klingt direkter, einhüllender und runder als andere Stimmen oder Musik (vgl. Nöcker-Ribaupierre et al. 2004, 42). Nach Maiello sind Frühgeborene daher einem doppelten Trauma ausgesetzt, da sie nicht nur zu früh ihre pränatale Umgebung verlieren, sondern der nachgeburtliche Aufenthaltsort, der

Inkubator, nicht mit dem bergenden Ort der mütterlichen Arme, Augen, Stimme oder Brust vergleichbar ist (vgl. Maiello 2003, 98f.). Die zwangsweise vorverlegte Anpassung an extrauterine Bedingungen kann für die Organsysteme problematisch sein (vgl. Nöcker-Ribaupierre 1995, 19). Einige Organe und Körperfunktionen sind noch nicht vollständig ausgebildet. Früher als vorgesehen müssen sich der Kreislauf umstellen, die Leber und Nieren beginnen, den Körper zu entgiften und die Lungen die Atmung übernehmen. Die Atmung bereitet oft noch Probleme. Häufig werden die Kinder künstlich beatmet, wofür sie maschinell überwacht werden müssen (vgl. Nöcker-Ribaupierre 1995, 19). Das Immunsystem ist noch unreif und der Saugreflex, der wichtig für die Nahrungsaufnahme ist, ist noch nicht ausgebildet.

Die Infektionsabwehr ist besonders bei Kindern, die vor der 33. Schwangerschaftswoche zur Welt kommen, noch nicht vorhanden (vgl. Nöcker-Ribaupierre 1995, 19). Extrem kleine Frühgeborene sind besonders stark gefährdet, an einem Infekt zu erkranken. Auch das Verdauungssystem ist meist noch zu unreif, um eine größere Menge Milch verdauen zu können. Viele Frühgeborene sind daher auf eine Sondenernährung angewiesen, über die sie regelmäßig kleine Mengen Milch zugeführt bekommen.

Dies zeigt, dass die Frühgeborenen noch nicht auf eine Umstellung für das Leben außerhalb des Uterus eingestellt sind (vgl. Nöcker-Ribaupierre 1995, 19). Oft fehlen noch viele Wochen, in denen das Ungeborene im Uterus wichtige Erfahrungen machen könnte. Wenn ein Kind zu früh geboren wird, bestehen neben der organischen Unreife große Anpassungsprobleme an die neue Umwelt. Das Fruchtwasser fehlt plötzlich als Umgebung. Auch die Schwerkrafteinwirkung ist neu und das Frühgeborene hat noch einen niedrigen Muskelspannungszustand. Das Gehirn ist noch relativ unreif. Helles Licht, laute technische Geräusche und das Getrenntsein von der Mutter erschweren zusätzlich die Umstellung außerhalb des Uterus (vgl. Röslmair et al. 2007, 6). Physiologische Reifungsverzögerungen, Probleme der Verhaltensorganisation und wohl auch die speziellen Rahmenbedingungen der Neugeborenenintensiv- und Frühgeborenenstation erschweren die Entwicklung eines stabilen Schlaf-Wach-Rhythmus. Reifungsverzögerungen bei Frühgeborenen zeigen sich in längeren Gesamtschlafzeiten, einem höheren Anteil ruhigen gegenüber aktiven Schlafs in jedem Schlafzyklus und häufigeren Übergangszuständen. Die Kinder sind noch leicht irritierbar und schlecht anpassungsfähig. Die Organisation der Schlafstadien verändert sich reifungsbedingt in den ersten Wochen. Mit sechs Wochen überwiegen in der normalen Schlafentwicklung erstmals Wachzeiten am Tag und Schlafzeiten in der Nacht. Mit zwölf bis sechzehn Wochen bilden sich klar erkennbare Schlafrhythmen am Tag aus und mit vier Monaten schlafen 70% der Kinder in der Nacht durch (vgl. Sarimski et al., 16f.).

Das frühgeborene Kind, das mindestens ein Geschwisterkind besitzt, hat den Vorteil, nicht entthront werden zu können. Es muss von seiner Geburt an die Aufmerksamkeit der Eltern mit seinem Geschwisterkind teilen. Da es ein frühgeborenes Kind ist, erhält es möglicherweise sogar weit mehr Aufmerksamkeit als das Geschwisterkind.

# 2. Familie

„Eine einheitliche Auffassung darüber, was man als Familie bezeichnet, gibt es weder im Alltag, noch in der Wissenschaft" (Nave-Herz 1989, 2).

„Familie gehört wahrscheinlich zu den umgangssprachlichen Begriffen, die ihre häufige Verwendung der Tatsache verdanken, dass sie so unklar definiert sind. Jeder scheint zu wissen, was damit gemeint ist, und vorauszusetzen, dass jeder andere es auch weiß" (Simon 2000, 140).

Die Bedeutung der Familie hat sich in der Geschichte und dem gesellschaftlichen Wandel verändert. Die in der Vergangenheit übliche Mehrgenerationen- oder Großfamilie stellt heute eine Ausnahme dar, wo die Kernfamilie im Sinne einer Mutter-Vater-Kind-Familie als gesellschaftliche Norm gilt, jedoch nicht als vorherrschendes Lebensmodell (vgl. Petzold 2002). Die Struktur und Funktion der Familie waren vor der Industrialisierung eng mit der Produktionsweise der verschiedenen Bevölkerungsschichten verknüpft, sodass die Mehrzahl der Familien Produktionsstätten waren. Die typische Sozialform der bäuerlichen und handwerklichen Lebensweise war die Sozialform des „ganzen Hauses", was zahlreiche gesellschaftlich notwendige Funktionen wie Produktion, Konsumption, Sozialisation, Alters- und Gesundheitsvorsorge erfüllte. Mit Beginn der Industrialisierung und der Ausbreitung der kapitalistischen Produktionsweise und der damit verbundenen Trennung von Arbeits- und Wohnstätte nahm die Bedeutung des „ganzen Hauses" stark ab. Als Folge gesellschaftlicher Differenzierungsprozesse bildete sich im gebildeten und wohlhabenden Bürgertum die Form der auf emotional-intime Funktionen spezialisierten bürgerlichen Familie heraus (vgl. Meyer T. 1992). Somit gab es vor und zu Beginn der Industrialisierung eine große Vielfalt familiärer Lebensformen (vgl. Rosenbaum 1982).

Im Folgenden stelle ich gegenwärtige Definitionen des Begriffes „Familie" aus den Bereichen Pädagogik, Soziologie, Psychologie und Systemtheorie dar.

Eine Familie ist eine soziale Intimgruppe von Personen zweier Generationen, die ihr Leben in wesentlicher Hinsicht gemeinsam vollziehen, wobei die ältere Generation durch mindestens eine Person repräsentiert ist. Sie nimmt die Funktion der Elternschaft gegenüber der jüngeren Generation wahr (vgl. Herzog et al. 1997, 85). Durch die Betonung der Elternschaft, die als Kernelement der erziehungswissenschaftlichen Definition gesehen werden kann, wird der Familienbegriff von der Sozialisations- und Erziehungsfunktion geprägt.

Die zwei Generationen leben nicht nur zusammen, sondern die ältere Generation geht ein pädagogisches Verhältnis gegenüber der jüngeren Generation ein
(vgl. Herzog et al. 1997, 82f.). Zur Familie gehören nach Herzog et al. leibliche
und adoptierte Kinder (vgl. Herzog et al. 1997, 85). Nach Hofer ist die Familie ebenso …

> „… eine Gruppe von Menschen, die durch nahe und dauerhafte Beziehungen
> miteinander verbunden sind, die sich auf eine nachfolgende Generation hin ori-
> entiert und die einen erzieherischen und sozialisatorischen Kontext für die Ent-
> wicklung ihrer Mitglieder bereitstellt" (Hofer 2002).

Simon zeigt zwei verschiedene Typen der Familienforschung auf. Eine biologische, an Genetik interessierte, und eine soziologische, an Kommunikations-
mustern interessierte Familienforschung, wodurch die Familie als biologisches
und soziales System gesehen werden kann (vgl. Simon 2000, 140).
    Die biologische Definition besagt, dass die Bezeichnung Familie erst durch
den Zugewinn eines Kindes verwendet werden kann. Ein kinderloses Paar
ist nicht verwandt, sodass erst das gemeinsame Kind die biologische Verbindung schafft (vgl. Simon 2000, 142f.). Familie bezeichnet eine Eltern-Kind-
Gemeinschaft, die gewöhnlich, aber nicht immer, auf einer Ehe beruht oder
daraus abgeleitet ist (vgl. Bäcker et al. 2010). Eine Familie ist eine nach Geschlecht und Generation differenzierte Kleingruppe mit einem spezifischen
Kooperations- und Solidaritätsverhältnis (vgl. Meyer M. 2006). Der Zusammenhang von Ehe und Familie beherrschte lange Zeit die Familiensoziologie.
In den 50er und 60er Jahren des 20. Jahrhunderts wuchs die überwiegende
Anzahl von Kindern unter 18 Jahren in einer Familie mit verheirateten Eltern
auf, wodurch diese Jahre als „Golden Age of Marriage" bezeichnet werden
(vgl. Peuckert 2012, 16). Die Bedeutung der Ehe als kulturelle Voraussetzung
für Familie hat abgenommen. Die Ehe und nichteheliche Beziehungsformen
werden heute vielfach unter dem Begriff der „Partnerschaft" zusammengefasst (vgl. Lüscher 1988, 19). Bezogen auf die biologisch definierte Familie ist
das soziale System Familie eine Umwelt, die nicht überlebensnotwendig ist.
Allerdings bedarf es sozialer Systeme als Umwelten, um ihre Autopoiesis[11] zu
sichern. Die Zeugung bedarf der Interaktion zwischen zwei Teilnehmern und
Neugeborene erreichen nur die Geschlechtsreife, wenn sie in der Phase der
frühkindlichen Entwicklung nährende, fürsorgende und schützende Nähe erfahren, die zumindest das organische Überleben sichern. Während es dem
Erwachsenen möglich ist, die für sein physisches und psychisches Überle-

---

[11]   Der Begriff Autopoiesis bedeutet so viel wie „Selbsttun" oder „Selbstgestaltung". Demnach
       dürfen nur Systeme als autopoietisch bezeichnet werden, die ihre Systemelemente selbst
       erzeugen. Alle Systemelemente müssen aus den vorhandenen Systemelementen entstehen.
       Ein autopoietisches System kann deshalb als „selbstorganisierend, selbsterzeugend, selbst-
       erhaltend und selbstreferentiell" beschrieben werden (vgl. Flämig 1998, 163).

ben nötigen Verhaltensweisen zu realisieren, ist das Neugeborene auf die Interaktion mit anderen Menschen angewiesen. Die Familie als soziales System übernimmt diese organischen und psychischen Überlebensfunktionen für das Kind. In dieser Phase des individuellen Lebenszyklus sind die Funktionen der Familie als organisches und soziales System fest miteinander gekoppelt. Der Säugling ist nur dann in der Lage, seine Autopoiesis aufrechtzuerhalten, wenn seine soziale Umwelt die Leistungen übernimmt, die er selbst nicht ausführen kann (vgl. Simon 2000, 142f.). Die Interaktion zwischen der biologischen Mutter und dem Kind ist unvermeidlich, muss aber nicht fortgesetzt werden. Es kann gesagt werden, dass die Übernahme derartiger, das Überleben des Kindes und damit der biologischen Familie sichernden Funktionen nicht an Verwandtschaft gebunden ist, sondern an aktuelles Zusammenleben (vgl. Simon 2000, 142).

Heute sind die gesellschaftlich häufigsten familiären Beziehungs-Systeme die Kernfamilie, bestehend aus Eltern und Kind, die Ein-Eltern-Familie mit einem alleinerziehenden Elternteil und Kind, die nichteheliche Lebensgemeinschaft mit Kind, die Stieffamilie und die Adoptivfamilie (vgl. Zütphen 2010, 5). Auch mein nachfolgendes musiktherapeutisches Konzept bezieht sich auf das familiäre verheiratete oder in einer unehelichen Partnerschaft zusammenlebende Beziehungs-System mit bereits leiblichen Kindern, Stiefkindern oder Adoptivkindern. Bei den Paaren und Ehen handelt es sich um verschiedengeschlechtliche Partner.

Zudem wird die Familie heute abstrakter in ihrem systemischen Charakter und ihrer gesellschaftlichen Funktion und Position definiert. Die system-theoretische Definition von Familie versucht, die real vorfindbare Komplexität zu reduzieren und zu erklären, ohne sie außer Acht zu lassen. Hiernach ist die Familie „ein sich selbstorganisierendes und strukturierendes System, das jedoch gleichzeitig durch die Teilhabe an übergeordneten Systemebenen sowie der Verknüpfung mit diesen gekennzeichnet ist" (Eckert 2002, 28). Diese Definition umfasst den Aspekt der familialen Autonomie, die besagt, dass die Familie in Wechselwirkung mit anderen gesellschaftlichen Systemen steht. Nach Luhmann sind familiäre Systeme nicht autark konstatiert (vgl. Luhmann 1970, 117), sondern müssen auf gesellschaftliche Dienste und Unterstützungsleistungen zurückgreifen, so beispielsweise aus dem System der Hilfen bei Familien mit frühgeborenen Kindern (vgl. Carlitscheck 2011, 7). Andererseits bedeutet autonom auch, dass die Familienmitglieder selbst bestimmen können, auf welche Leistungen sie zurückgreifen. Dieser zweite in der system-theoretischen Familiendefinition von Eckert (2002) enthaltene Aspekt der Familie als sich selbstorganisierende Einheit kann ebenfalls auf das innerfamiliäre Beziehungsgefüge bezogen werden.

In meinem nachfolgenden musiktherapeutischen Konzept ist die Familie in ihrem systemischen Charakter zu verstehen. Der Kerngedanke der familienzentrierten Musiktherapie beinhaltet, dass alle Familienmitglieder, das heißt, das von einer Frühgeburt bedrohte Ungeborene oder Frühgeborene, seine Eltern und sein Geschwisterkind, in einzelnen und gemeinsamen Therapieeinheiten als Empfänger der Musiktherapie anzusehen sind.

Nach Carlitscheck existiert bislang keine einheitliche Definition für „familienzentrierte Betreuung", auf die sich die Wissenschaft festgelegt hat, sodass der Begriff inhaltlich unscharf bleibt. Die Definitionen bestehen in der Regel aus einer Auflistung von Aspekten, die familienzentrierte Betreuung umfassen soll. Diese sind allerdings bezüglich ihrer Anzahl und ihres Inhalts keine verbindlichen Standards, sondern lediglich Postulate und Absichtserklärungen. Die Anzahl formulierter Elemente variiert je nach Konkretisierungsgrad und inhaltlichen Schwerpunkten teilweise sehr stark zwischen den Autoren (vgl. Carlitscheck 2013, 128f.).

Nach Carlitscheck (2013) ist eine familienzentrierte Betreuung:

> „ein Mehrebenenansatz zur Planung, Durchführung und Evaluation von neonatologischen Versorgungsleistungen, in dessen Zentrum die Familie in ihrer jeweiligen Form und mit ihren individuellen Bedürfnissen und Ressourcen steht. Sie zielt kurzfristig auf die Wiederherstellung und Erhaltung der Gesundheit sowie langfristig auf die Förderung einer optimalen Entwicklung des Kindes ab und umfasst alle an diesen Zielen beteiligten Berufsgruppen. Praktisch basiert sie auf einer kooperativen Zusammenarbeit zwischen den Eltern, dem Kind und den neonatologischen Fachleuten. Ihr liegt die Anerkennung der besonderen Bedeutung der Familie für eine optimale kindliche Entwicklung zugrunde" (Carlitscheck 2013, 143).

Diese Definition der familienzentrierten Betreuung schließt auch die im zweiten Teil dieses Buches beschriebene musiktherapeutische Arbeit ein.

# 3. Pränatale Entwicklung

Eine Frühgeburt kann sich bereits pränatal ankündigen. Das Auftreten der in Kapitel 1.3 dargestellten Risikofaktoren kann die Schwangerschaft zu einer Risikoschwangerschaft definieren und zu einer Frühgeburt führen. Dies bedeutet für die Familie eine psychische Belastung während der pränatalen Zeit. Die Bindung zu dem Ungeborenen wird bereits während der Schwangerschaft entwickelt und geprägt. Die Verhaltensbiologie bezeichnet die Prägung durch positive und negative Ereignisse als eine irreversible Form des Lernens (vgl. Kobus 2016, 119). Der Prozess der postnatalen Entwicklung wird somit pränatal vorbereitet. Daher werden die pränatale Situation und die familiäre Bindung während einer solchen Risikoschwangerschaft und die Entwicklung des Hörvermögens des Fötus in diesem Kapitel dargestellt, auch wenn die Risikoschwangerschaft nicht zwingend mit einer Frühgeburt beendet werden muss. Die im zweiten Teil meiner Arbeit beschriebene familienzentrierte Musiktherapie beginnt daher ebenso pränatal.

## 3.1 Pränatale Situation und familiäre Bindung während einer Risikoschwangerschaft

Eine Schwangerschaft ist keine Krankheit. Dennoch bedeuten die umfassenden adaptiven Veränderungen des weiblichen Organismus eine erhebliche physiologische Mehrbelastung für die Familie (vgl. Viehweg 2004).
Dudenhausen und Pschyrembel definieren eine Risikoschwangerschaft als eine „Schwangerschaft, bei der eine Gefährdung von Mutter oder Feten durch einen oder mehrere Risikofaktoren besteht" (Dudenhausen 2011, 33). Ein Risikofaktor muss keine akute Gefährdung bedeuten. Er ist jedoch immer eine prospektive Gefahr, die Aufmerksamkeit und gegebenenfalls eine Intensivüberwachung verlangt (vgl. Dudenhausen 2011, 33).

Ein bedeutendes Modell für die Beschreibung der psychischen Verarbeitung einer Schwangerschaft stammt von Gloger-Tippelt (vgl. Gloger-Tippelt 1988, 60f.). Es bezieht sich auf Paare, die Eltern werden und ihr erstes Kind erwarten, kann aber auch auf das pränatale Heranwachsen eines weiteren Kindes übertragen werden.

Nach diesem Modell ist die Schwangerschaft als Abfolge von charakteristischen mentalen Zuständen beschrieben. Der Übergang zur Elternschaft gilt dabei als psychischer Anpassungsprozess. Parallel zur intrauterinen Entwicklung des Kindes bereiten sich die schwangere Frau und ihr Partner auf ihre zukünftige Rolle als Mutter und Vater vor (vgl. Gloger-Tippelt 1988, 75). Die nachfolgende Tabelle 7 zeigt die vier pränatalen Phasen.

| 1. Verunsicherungsphase | bis 12. SSW |
| --- | --- |
| 2. Anpassungsphase | 12. bis 20. SSW |
| 3. Konkretisierungsphase | 20. bis 32. SSW |
| 4. Antizipations-/ Vorbereitungsphase | 32. SSW bis Geburt |

**Tab. 7:** Vier pränatale Phasen nach Gloger-Tippelt (1988, 60f.)

Die erste Phase im Übergang zur Elternschaft beginnt mit dem Wissen um die Schwangerschaft und reicht bis etwa zur 12. Schwangerschaftswoche. Sie ist gekennzeichnet durch starke körperliche Umstellungen, durch die kognitive Auseinandersetzung mit der Zukunft sowie durch emotionale Ambivalenzen und kann daher als „Verunsicherungsphase" bezeichnet werden (vgl. Gloger-Tippelt 2008, 354f.). Das Gefühl, wenig Einfluss auf das Auftreten und die Stärke der körperlichen Auswirkungen zu haben, führt bei vielen Frauen in der Frühschwangerschaft zu einer geringeren Kontrollüberzeugung. Zum anderen ist die Verunsicherung auch auf emotionaler Ebene präsent. Stimmungsschwankungen sind am Anfang der Schwangerschaft stark ausgeprägt. Gleichzeitig setzt ein intensives Nachdenken über die körperlichen Veränderungen, über die Veränderungen im Alltagsleben und die Auswirkungen auf die Partnerschaft sowie die Berufstätigkeit der Frau ein, das bis hin zu latenten Ängsten führen kann. Zudem entstehen Zweifel über die eigene Kompetenz als zukünftige Mutter bzw. Vater. Um an der Schwangerschaft teilzuhaben, ist der werdende Vater auf die Äußerungen seiner Partnerin angewiesen, da die Schwangerschaft äußerlich noch nicht sichtbar ist (vgl. Gloger-Tippelt 1988, 75f.).

Die zweite Phase ist durch eine allmähliche kognitive und emotionale Akzeptanz der Schwangerschaft gekennzeichnet und wird daher als „Anpassungsphase" bezeichnet (vgl. Gloger-Tippelt 1988, 78f.). Sie reicht von der 12. bis zur 20. Schwangerschaftswoche und wird durch mehrere Faktoren eingeleitet. Zum einen klingen die körperlich belastenden Symptome langsam ab und ein körperliches Wohlbefinden stellt sich ein und zum anderen stellen Ultraschallbilder in dieser Zeit ein einschneidendes Erlebnis für die emotionale Anpassung an die Schwangerschaft dar. Sobald die Schwangerschaft Außenstehenden mitgeteilt wird, ist dies nach Gloger-Tippelt das stärkste äußerliche Indiz dafür, dass die Schwangerschaft nun von den werdenden Eltern akzeptiert wird (vgl. Gloger-Tippelt 2008, 354f.). In dieser Phase befinden sich die werdenden Eltern in einem Zustand, in dem sie die Konsequenzen der Schwangerschaft für das eigene Leben meist intensiv reflektiert haben. Folglich beginnen viele werdende Eltern damit, aktiv nach Informationen über Schwangerschaft, Geburt und das Zusammenleben mit dem Kind zu suchen (vgl. Gloger-Tippelt 1988, 79).

Die nun folgende „Konkretisierungsphase", die von der 20. bis zur 32. Schwangerschaftswoche reicht, erleben viele Eltern mit einem frühgeborenen Kind nur noch verkürzt und können weitere bedeutsame, auf das Kind vorbereitende Anpassungen nicht vollziehen. Eingeleitet wird diese dritte Phase durch erstmaliges Wahrnehmen der Bewegungen des Kindes (vgl. Gloger-Tippelt 2008, 354f.).

Auf die anschließende „Antizipations- und Vorbereitungsphase" müssen die meisten Eltern frühgeborener Kinder verzichten. In dieser vierten Phase, die sich von der 32. Schwangerschaftswoche bis zur Geburt erstreckt, erreicht die psychische Vorbereitung auf die Geburt ihren Höhepunkt (vgl. Gloger-Tippelt 2008, 354f.).

> „Die Betrachtung der emotionalen Situation zeigt am Ende der Schwangerschaft eine Verschiebung der Grundstimmung zu ambivalenten, auch negativen Gefühlen hin. Dabei bestehen Ängste bezüglich des Geburtsverlaufs mit den Wehenschmerzen und dem Verlust der Selbstkontrolle, sowie Befürchtungen wegen der Gesundheit und Unversehrtheit des Kindes. Hinzu kommt die Angst vor Komplikationen und medizinischen Eingriffen" (Kuse-Isingschulte 2000, 13).

Zur emotionalen Verstimmung der Frau trägt das häufig als negativ empfundene Körperbild bei, das nun am stärksten vom gewohnten Erscheinungsbild abweicht. Hinzu kommen zunehmende körperliche Beschwerden, wie beispielsweise Störungen des Kreislaufs, Verdauungsbeschwerden und Schlaflosigkeit. Bis zu einem gewissen Grad sind die Ängste und Sorgen werdender Eltern als eine Verarbeitungsstrategie zu sehen, die einen günstigen Einfluss auf den Verlauf und das Erleben der Geburt hat.

> „Sehr stark ausgeprägte Ängste können jedoch eine Komplizierung des Geburtsverlaufs und eine negative Auswirkung auch auf die Säuglingsentwicklung induzieren, ebenso ist das Fehlen jeglicher Angst als prognostisch ungünstig anzusehen" (Kuse-Isingschulte 2000, 14).

Nach Dudenhausen und Pschyrembel (2001) liegt der Anteil an Risikoschwangerschaften in Mitteleuropa bei 30%. Verbunden ist eine Risikoschwangerschaft mit kürzeren Abständen der Betreuungstermine und Zusatzuntersuchungen. Es ist jedoch nicht sinnvoll, eine schwangere Frau mit dem Etikett „Risiko" in Angst und Schrecken zu versetzen. Daher ist von der Bezeichnung Risikoschwangerschaftsbetreuung abzuraten (vgl. Dudenhausen et al. 2001). In Deutschland ist es gesetzlich festgelegt, dass eine Frau bei einer drohenden Frühgeburt je nach Reifegrad des Ungeborenen in ein entsprechendes Zentrum verlegt werden muss (vgl. Gemeinsamer Bundesausschuss 2014, 3). Die Betreuung der risikoschwangeren Frau erfolgt idealerweise in einem Perinatalzentrum der Maximalversorgung[12], die besonders auf die Betreuung von Schwangerschaften mit einem erhöhten Risikoprofil eingestellt sind.

Die meisten stationär betreuten Schwangeren bekommen Bettruhe verordnet. Es wird unterschieden, ob das Aufstehen untersagt oder zum Duschen oder Toilettengang erlaubt ist. Einer Studie des Forschungsinstituts der University of Winconsin zufolge empfinden Frauen die Bettruhe als belastendes Erlebnis, das negative Gefühle, Langeweile und beträchtliches Unbehagen auslöst. Besonders für die Familien mit einem Geschwisterkind entstehen Betreuungsprobleme (vgl. Kaufmann 2014, 20). Hinzu kommt, dass das Geschwisterkind diese kritische Situation oft noch nicht versteht und hiflslos ist.

Nicht jede Risikoschwangerschaft bietet Komplikationen und muss stationär medizinisch betreut werden und nicht jede Risikoschwangerschaft endet mit einer Frühgeburt. Je nach Risikofaktor sind eine ambulant medizinische Betreuung oder Beobachtung ausreichend. Ebenso gibt es Schwangerschaften, die während des Schwangerschaftsverlaufes keinerlei Komplikationen aufweisen, aber durch eine plötzlich auftretende Indikation mit einer Frühgeburt enden.

Durch eine Behandlung der risikoschwangeren Frau wird versucht, eine Frühgeburt zu verzögern oder gar zu vermeiden. Dabei zählt jeder Tag. Eine Kortisongabe an Schwangere soll den Reifungsprozess der kindlichen Lunge beschleunigen. Der Zustand des Kindes und der Mutter wird über einen Monitor überwacht. Dadurch kann entschieden werden, ob Infusionen, Intubationen, Sauerstoffgabe, Ernährungssonden oder Medikamentengaben notwendig sind. Je unreifer, jünger und leichter ein Kind zur Welt kommt, desto invasiver und länger ist die intensivmedizinische Versorgung notwendig (vgl. Haslbeck 2013, 13).

Unabhängig von der Schwangerschaftswoche führen vorzeitige Wehen zu einer großen Angst der Mutter vor einem Verlust des Kindes oder vor einer Frühgeburt. Zudem ist oft die Gesundheit der Mutter bedroht (vgl. Mahler et al. 1999, 99f.). Risikoschwangere, die stationär betreut werden, leiden verstärkt unter Ängsten eines Kindsverlustes oder einer Frühgeburt. Die psychische Prädisposition und die Schwangerschaftswoche sind ein wichtiger Faktor in der Stärke der Ängste (vgl. Kaufmann 2014, 19). Die eigene Familiengeschichte, die aktuelle persönliche Situation und die gesellschaftlichen Einflüsse können entscheidend dazu beitragen, wie die Frau die Schwangerschaft empfindet (vgl. Kaufmann 2014, 15). In der Erinnerung der Mutter können mögliche frühere Verlusterlebnisse und traumatische Erfahrungen, wie Fehl- oder Totgeburten, wieder wachgerufen werden. Gleichzeitig entsteht oft eine familiäre und soziale Notsituation, wenn die Mutter mit ihrem eigenen Gefühl einer normalen Schwangerschaft zur Kontrolluntersuchung geht und vorzeitige

---

[12]   Siehe Perinatalzentrum S. 43f.

Wehen diagnostiziert werden, sodass sie als Notfall ins Krankenhaus einge-wiesen werden muss (vgl. Mahler et al. 1999, 99f.).

Die Schwangerschaft ist ein Stadium des Werdens und des Übergangs (vgl. Kaufmann 2014, 15). Mit der Schwangerschaft verändert sich die Beziehung zweier Partner und eines oder mehrerer Kinder. Die Aufmerksamkeit wird aufgeteilt auf die bereits bestehende Familie und das Ungeborene (vgl. Lüdin 2014, 9). Ein neues Familienmitglied kommt hinzu und der Alltag wird um-strukturiert.

Das Ungeborene zeigt nach Lüdin plötzlich grundlegende Bedürfnisse nach Zuwendung, Erkundung, Emotionen und Autonomie. In enger biolo-gischer Verbindung mit den Emotionen der Eltern und des Geschwisterkin-des erkundet und verinnerlicht das Ungeborene Erfahrungen. Die sprachliche Begleitung und eine harmonische Beziehung fördern eine körperliche Aus-geglichenheit und muskuläre Feinabstimmung bei dem Ungeborenen. Jedes Kind hat schon vor der Durchtrittserfahrung bei der Geburt ein Bedürfnis nach Selbstwirksamkeit (vgl. Lüdin 2014, 6).

Meist ist der Beginn einer Schwangerschaft mit dem Gefühl der Un-gewissheit und des Ausgeliefertseins an ein neuartiges, unbekanntes Ge-schehen verbunden (vgl. Brisch et al. 2003, 17). In einer Schwangerschaft findet die Beziehung zwischen der Mutter und dem Kind zunächst auf einer fantasierten und imaginierten Ebene statt. Wenn die Mutter im zwei-ten Trimenon die ersten Kindsbewegungen bewusst wahrnimmt, erlebt sie das Kind erstmals als reales und getrenntes Wesen (vgl. Brisch et al. 2003, 18f.). In der Schwangerschaft sind die Mutter und das Kind in einer sehr engen gegen-seitigen physiologischen, hormonellen und emotionalen Verbundenheit und Abhängigkeit (vgl. Nussberger 2014, 77). Orientiert an der kognitiven Sche-matheorie kann die Entstehung der Beziehung zwischen der Mutter und dem Kind unter dem Aspekt der Entwicklung eines Kindschemas als psychische Konstruktion und aktive kognitive sowie emotionale Leistung der Schwan-geren beschrieben werden. Dieses schon vor der Geburt ausdifferenzierte Kindschema gilt als wesentliche Bindungsgröße des postnatalen Bindungs-verhaltens. Der Beginn der Mutter-Kind-Beziehung ist in der Entwicklung eines mütterlichen Personenschemas zu sehen. Dieses schließt erworbenes Wissen über Babys und die eigenen und emotionalen Erfahrungen mit ein. Zu Beginn der Schwangerschaft sind die Schemata „Kind" und „Schwanger-schaft" wenig differenziert, da kindliche Merkmale über „Erwünschtheit" und „Gesundheit" entstehen. In der Ausdifferenzierung von Subschemata einzel-ner Wissenseinheiten entwickelt sich neben einem durch die Erfahrung mit Kindsbewegungen geprägten taktilen Körperschema ein über pränatale Ultra-schallbilder vermitteltes visuelles Kindschema. Diese Information ist auch den Vätern zugänglich (vgl. Strauss et al. 2002, 162f.).

Das Wissen eines Mannes, dass er Vater wird, weckt nicht nur positive Gedanken, Freude und Stolz. Aufgrund der kommenden Veränderungen und Herausforderungen entsteht eine gewisse Nervosität (vgl. Lüdin 2014, 7). Während der Schwangerschaft wird der angehende Vater auf hormoneller Ebene auf das Eingehen von Bindung zu seinem Kind vorbereitet, indem sein Testosteron-Spiegel sinkt und das Prolaktin steigt, was im Gehirn eine erhöhte Fürsorglichkeit bewirkt. Vor und nach der Geburt lassen sich im Speichel von Vätern auch erhöhte Werte von Cortisol und Östrogen nachweisen (vgl. Lüdin 2014, 8).

Oft ist der Beziehungsaufbau zwischen den Eltern und dem Kind in der Risikoschwangerschaft von Komplikationen und vielfältigen Belastungen betroffen, sodass die pränatale Bindung zwischen den werdenden Eltern und dem Kind nachhaltig beeinflusst wird. Dazu zählen psychosoziale Belastungen, wie Armut und Verlust des Arbeitsplatzes, frühere traumatische Erlebnisse aus der eigenen Kindheit, die mit Deprivation, Gewalt und Trennungserfahrungen verbunden waren, Schwierigkeiten bei der Konzeption, pränatale Diagnostik, unter Umständen sogar mit Interventionen am Fötus, vorzeitige Wehentätigkeit, frühere Fehl- , Tot- und Frühgeburten sowie psychische Erkrankungen der Mutter, wie etwa Suchterkrankung und Depression.

Durch diese Belastungen können die psychischen Anpassungsprozesse in der Schwangerschaft durcheinandergeraten, was zu hormonellen Auswirkungen führen kann und den Bindungsaufbau behindert (vgl. Nussberger 2014, 78). Ungünstige Voraussetzungen in der Schwangerschaft können frühe Interaktionsstörungen und Bindungsstörungen begünstigen (vgl. Nussberger 2014, 79).

## 3.2 Entwicklung des Hörvermögens des Fötus

Für die Darstellung der prä-, peri- und postnatalen musiktherapeutischen Betreuung von Frühgeborenen und ihren Familien beschreibe ich an dieser Stelle die pränatale Entwicklung des Hörvermögens des Fötus.

Das Hörvermögen eines Fötus' funktioniert unabhängig vom Bewusstseins- und Entwicklungszustand (vgl. Nöcker-Ribaupierre et al. 2004, 20). Das Ohr des Embryos wird mit etwa 22 Tagen angelegt und lässt sich als Verdickung des Oberflächenektoderms beiderseits des Rautenhirns erkennen (vgl. Nöcker-Ribaupierre 1995, 39).

Das Ohr ist das erste Sinnesorgan, das den Fötus mit der Außenwelt verbindet. Die Schnecke (Cochlea) ist mit 18 Wochen funktionsfähig (vgl. Nöcker-Ribaupierre 2007c, 15), sodass die Hörwahrnehmung anatomisch möglich ist (vgl. Nöcker-Ribaupierre et al. 2004, 21f.). Die Entwicklung des Ohrs als Organ ist am Ende des vierten Schwangerschaftsmonats abgeschlossen (vgl. Tomatis 1981).

Bereits in der Mitte der Schwangerschaft haben das Innenohr mit dem Trommelfell und dem Gehörknöchelchen die volle Größe erreicht. Ab der 20. Schwangerschaftswoche sind Reaktionen des Fötus auf akustische Reize mit einer verzögerten Latenz spürbar (vgl. Kaufmann 2014, 25). Ab der 23. Schwangerschaftswoche reagiert das Ungeborene deutlich auf akustische Reize (vgl. Nussberger 2014, 76) und ab der 25. Schwangerschaftswoche kann eine unmittelbare Reizantwort erfolgen (vgl. Kaufmann 2014, 25). Nach Nöcker-Ribaupierre et al. reagiert das ungeborene Kind manchmal schon ab der 19. Schwangerschaftswoche (vgl. Nöcker-Ribaupierre et al. 2004, 22). Das Gehör ist zwischen der 24. und der 26. Schwangerschaftswoche voll ausgereift. Zuvor waren die Klänge über die Schallwellen als feine Berührungsreize wahrnehmbar (vgl. Nussberger 2014, 76). Ab der 36. Schwangerschaftswoche kann der Fötus zwei Töne im Abstand von mindestens einer Oktave unterscheiden (vgl. Kaufmann 2014, 25).

Ungeborene hören sehr gerne menschliche Stimmen, was sich mit ihrem emotionalen Bedürfnis nach Liebe und Nähe deckt (vgl. Lüdin 2014, 10). Das Baby hört intrauterin auch die Stimmen des Vaters, des Geschwisterkindes und anderer Personen (vgl. Nöcker-Ribaupierre 2007c, 15). Ab der 28. Schwangerschaftswoche sind die Reaktionen des Fötus auf Geräusche sehr beständig.

Der Fötus kann die unterschiedlichen Tonhöhen und Sprechrhythmen erkennen. Spricht der Vater deutlich und etwas höher als gewohnt, wird die Stimme von dem Ungeborenen besser wahrgenommen (vgl. Lüdin 2014, 10). Die Mutterstimme ist der erste Klang, der einem Kind begegnet. Sie unterscheidet sich von allen anderen frühkindlichen akustischen Inputs (vgl. Nöcker-Ribaupierre et al. 2004, 51) und übertönt die gefäßbedingten Laute, die Darmgeräusche und die außerhalb der Mutter auftretenden Geräusche (vgl. Fischer et al. 2003, 17). Im Mutterleib herrscht ein niedriger Frequenzbereich. Das ungeborene Kind ist umgeben vom rhythmisch pulsierenden Herzschlag der Mutter (vgl. Haslbeck 2013, 28), der einen ständigen rhythmischen Reiz darstellt (vgl. Nöcker-Ribaupierre et al. 2004, 43). Auch Geräusche, die durch Bewegungen der Mutter verursacht werden, vor allem das Gehen, gelangen zum Fötus (vgl. Hidas et al. 2006, 31). Die Bauchwand der Mutter wirkt wie ein Schutzfilter, sodass der Fötus vor externen Schallquellen oberhalb des Spektrums von 125 bis 2000 Hz geschützt wird (vgl. Haslbeck 2013, 28).

Da sich das Kind in der fortgeschrittenen Schwangerschaft an die Wirbelsäule der Mutter anschmiegt und mit dem Kopf in ihrem Becken liegt, kann die Stimme der Mutter auch über die Knochenleitungen, Wirbelsäule oder Becken zum Ohr des Kindes gelangen. Auch über die Haut nimmt das Kind die Schwingungen der Stimme auf (vgl. Nöcker-Ribaupierre 2005, 64). Über die physiologische Einheit, beispielsweise durch die Übertragung von Hormonen, erfährt das Ungeborene gleichzeitig die Verbindung von Stimmungen, Emotionen und Stimmklang (vgl. Nöcker-Ribaupierre 2007c, 15).

Die mütterliche Stimme steht für ein Charakteristikum der intrauterinen Erfahrungswelt. Wenn die Mutter spricht, erreicht der Hörreiz den Fötus. Dieser nimmt die rhythmischen Bewegungen des mütterlichen Zwerchfells wahr. Abhängig vom momentanen emotionalen Zustand der Mutter verändern sich ihre Stimmlage, ihre Herzschlagrate, ihre Atmung und ihr Hormonspiegel im Blut, wodurch es zu einer multimodalen Wahrnehmung kommt (vgl. Fischer et al. 2003, 26f.).

Durch vaginale Tonbandaufnahmen konnte festgestellt werden, dass die mütterliche Stimme direkter und runder klingt als andere Stimmen und Musik. Der Rhythmus des Herzschlags der Mutter, der von voll ausgetragenen Kindern intrauterin 26 Millionen Mal gehört wird, bedeutet für das Kind Sicherheit. Beruhigende Musik wie Schlaf- und Wiegenlieder erinnern an das Tempo des Herzschlages. Durch die Gebärmutterwand und das Fruchtwasser ist der Fötus vor lauten Außengeräuschen geschützt, da diese die Frequenzen über 500 Hz um 40 bis 50dB und die Frequenzen unter 500 Hz um 10 bis 20 dB dämpft (vgl. Nöcker-Ribaupierre et al. 2004, 42f.).

Die ersten akustischen Gedächtnisspuren existieren vor allem für den Herzschlag der Mutter und ihre Stimme. Es bestehen aber auch Erinnerungen an häufig gespielte Musikstücke oder Melodien. Brott schildert, dass ein Dirigent beim erstmaligen Dirigieren einiger Partituren die Cello-Stimme kannte und wusste, wie sie klingt, ohne sie vorher jemals gesehen oder gehört zu haben. Als er dies seiner Mutter, einer Berufscellistin, erzählte, stellte sich heraus, dass sie genau diese Stücke während der Schwangerschaft übte (vgl. Kaufmann 2014, 25).

# 4. Perinatale Situation der Familie bei einer Frühgeburt

5 bis 13% aller Schwangerschaften enden als Frühgeburten, wobei zwischen einer medizinisch indizierten und einer spontanen Frühgeburt mit und ohne frühem vorzeitigen Blasensprung („Preterm premature rupture of membranes" = PPROM)[13] unterschieden wird (vgl. Goldenberg et al., 2008). Klinisch abzugrenzen ist der frühe vorzeitige Blasensprung (PPROM), der sich vor der Vollendung der 37. SSW ereignet und im Falle der Frühgeburt vorliegt, von einem vorzeitigen Blasensprung („Premature rupture of membranes" = PROM)[14], der sich nach der Vollendung der 37. SSW ereignet (vgl. Egarter et al. 2006).

Bei einem großen Teil der Frühgeburten geht ein früher vorzeitiger Blasensprung voraus. Auch eine mütterliche oder fetale Pathologie erfordert eine frühzeitige Schwangerschaftsbeendigung (vgl. Spätling et al. 2004). Spätling und Schneider (2004) sehen die Frühgeburt als gemeinsamen Endpunkt sehr verschiedener Pathologien.

Etwa ein Viertel bis zu einem Drittel der Frühgeburten sind iatrogen[15]. Die meisten Frühgeburten finden allerdings spontan statt. Davon beginnen etwa 50% wegen verfrühter Wehen und etwa 25 bis 40% wegen des oben beschriebenen frühen vorzeitigen Blasensprungs (vgl. Lechner 2013, 19). Dieser ist auch für die hohe Anzahl an Neugeborenen mit sehr geringem Geburtsgewicht verantwortlich, sodass eine enorme intensivmedizinische Betreuung erforderlich ist (vgl. Noor et al. 2007).

Weitere geburtsauslösende Ereignisse sind Zervixinsuffizienzen[16] oder Plazentastörungen wie placenta praevia[17] und abruptio placentae[18] (vgl. Carlitscheck 2013, 29), die besonders mit einer späteren Frühgeburt in Verbindung stehen, während psychosoziale Faktoren und der damit assoziierte Stress eher mit Frühgeburten vor der vollendeten 35. Schwangerschaftswoche in engem Zusammenhang stehen (vgl. Minde et al. 2008, 587). Da es sich

---

[13] Bei einem frühen vorzeitigen Blasensprung öffnet sich die Fruchtblase, die während der Schwangerschaft den Fötus umhüllt und mit Fruchtwasser gefüllt ist. Dadurch geht Fruchtwasser ab.

[14] Bei einem vorzeitigen Blasensprung öffnet sich wie bei einem frühen vorzeitigen Blasensprung die Fruchtblase, die während der Schwangerschaft den Fötus umhüllt und mit Fruchtwasser gefüllt ist. Es geht ebenfalls Fruchtwasser ab.

[15] Iatrogene Geburten sind entweder geplante oder wegen Komplikationen notwendig gewordene Kaiserschnittgeburten vor dem Termin oder aus Einleitungen des Geburtsvorganges resultierende Geburten wegen medizinischer Gründe (vgl. Lechner 2013, 19).

[16] Eine Zervixinsuffizienz ist eine vorzeitige Verkürzung des Gebärmutterhalses (vgl. Carlitscheck 2013, 29).

[17] Eine placenta praevia ist eine Fehllage der Plazenta beziehungsweise der Vorfall des Mutterkuchens vor den Muttermund (vgl. Carlitscheck 2013, 29).

[18] Eine abruptio placentae ist die vorzeitige Ablösung der Plazenta (vgl. Carlitscheck 2013, 29).

bei einer Frühgeburt somit nicht nur um ein rein somatisches Phänomen handelt, sondern auch psychosoziale Determinanten eine wichtige Rolle spielen, empfehle ich eine musiktherapeutische Begleitung.

Ohne einen bereits erfolgten Bindungsaufbau in der Schwangerschaft besteht das Risiko einer weiteren Schwächung der Bindung durch erschwerte Umstände während der Geburt (vgl. Nussberger 2014, 79).

Viele Mütter sind nach einer Geburt durch einen Kaiserschnitt noch nicht in der Lage, zu ihrem Kind zu gelangen, sodass es sofort nach der Geburt zu einer Trennung von Mutter und Kind kommt und die unmittelbare Haut-zu-Haut-Begegnung nach der Geburt ausbleibt. Die Trennung von Mutter und Kind ist nötig, da womöglich das Leben des Kindes oder der Mutter bedroht ist, und das Kind und möglicherweise auch die Mutter auf der Intensivstation betreut werden müssen. Dadurch kann die frühe Bindungsbereitschaft der Mutter und des Säuglings nicht direkt gefördert werden, wodurch Störungen der Bindungsentwicklung auftreten können.

Die Väter stellen den ersten Kontakt her und fungieren als Bindeglied zwischen Mutter und Kind (vgl. Stening 2007, 22). Der Erstkontakt zum Kind ist vor allem bei einem Kaiserschnitt mit Vollnarkose oft verspätet oder durch die Nachwirkungen der Operation gestört. Vielen Müttern fällt eine direkte Anerkennung und Annahme des Kindes schwer (vgl. Oblasser et al. 2008). Dazu können sich Stillprobleme einstellen. Viele Mütter berichten, dass ihnen ihr Neugeborenes anfangs fremd vorkam und sie Probleme hatten, ihr Kind anzuerkennen und anzunehmen. Hinzu kommt, dass es sich bei der Geburt um eine Frühgeburt handelt, die ohnehin schon eine hochgradig belastende Geburtserfahrung ist, besonders wenn die Entbindung in einer sehr frühen Schwangerschaftswoche erfolgt.

Aus der Abbildung 6 geht hervor, dass die Kaiserschnittrate signifikant höher ist als die Rate der eingeleiteten und nicht eingeleiteten vaginalen Geburten.

Ein zu früh geborenes Kind wird, wie nachfolgend in Kapitel 5.1 beschrieben, direkt nach der Entbindung in einen Inkubator gelegt und an die überlebensnotwendigen technischen Überwachungs- und Versorgungsgeräte angeschlossen (vgl. Nöcker-Ribaupierre 2007a, 3). Da die operierten Mütter die ersten Tage strenge Bettruhe halten müssen, können sie ihr Baby möglicherweise nicht besuchen, was zu Schuld- und Versagensgefühlen führen kann. Manche Mütter berichten, dass sie die Schwangerschaft durch den abrupten Eingriff des Kaiserschnitts mental nicht beendet haben und das Gefühl haben, immer noch schwanger zu sein. „Durch die Narkose glaubte ich noch immer schwanger zu sein. Ich hatte starke Schmerzen im Bauch und dachte, noch in der Geburtsphase zu sein", berichtet eine Mutter (Oblasser et al. 2008). Eine innere Vorbereitung auf die Geburt bedeutet, die Trennung vom imaginierten Kind gedanklich vorwegzunehmen. Idealerweise ist das Kind gegen Ende der

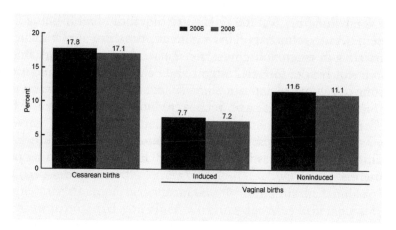

**Abb. 6:** Anzahl der Frühgeburten per „Kaiserschnitt", „eingeleiteter vaginaler Geburt"
und „nicht eingeleiteter vaginaler Geburt" (in Prozent) in den USA
in den Jahren 2006 und 2008 (Haslbeck 2013, 14)

Schwangerschaft innerlich zu einer eigenständigen Person geworden, ansonsten besteht die Gefahr, dass die Entbindung als eine schmerzhafte Trennung von einem Teil des Ichs empfunden wird (vgl. Brisch et al. 2003, 21), was meist bei einer zu frühen Geburt der Fall ist.

Die Geburt bedeutet dabei ein Verlustereignis (vgl. Brisch et al. 2003, 21). Um die psychischen Auswirkungen eines Kaiserschnitts besser bearbeiten zu können, ist meine in Kapitel sechs beschriebene pränatale musiktherapeutische Betreuung hilfreich. Ein „vorgeburtlicher Dialog" von der Mutter zu dem noch nicht geborenen Kind kann mit der Musik begleitet werden (vgl. Linderkamp et al. 2013).

Extrem frühgeborene Kinder können meist nur durch die Intensivbehandlung auf der Neonatologiestation überleben. Die Komplikationen in der Perinatalzeit sind mit lebensbedrohlichen Ängsten verbunden (vgl. Brisch 2000). Die Ängste der Väter finden in dieser Situation oft keine Beachtung. Aber gerade sie benötigen in dieser Zeit eine große Unterstützung bei ihrer Furcht um das Überleben ihres Kindes und ihrer Partnerin. Daneben müssen sie das Geschwisterkind des Frühgeborenen versorgen und ihre Berufstätigkeit weiterführen (vgl. Köhntop et al. 1995, 106).

Die Ängste des Vaters im Zusammenhang mit der Geburt aktivieren Bindungsbedürfnisse, die sehr extrem sein können. Dies ist vor allem gegeben, wenn die Mutter beispielsweise auf der Intensivstation wegen einer lebensbedrohlichen Erkrankung behandelt werden muss, er nicht anwesend sein kann und auch nicht über den Gesundheitszustand seines Kindes und der Mutter informiert werden kann, sodass er längere Zeit in Ungewissheit ist und von massiven Ängsten geplagt wird, ob Mutter und Kind überleben werden. Die Vorstellung des Vaters, er könnte plötzlich sowohl seine Partnerin, als auch sein gerade geborenes Kind verlieren, kann ihn ähnlich wie bei einer Traumatisierung in einen völlig hilflosen Zustand versetzen (vgl. Brisch et al. 2003). Auch eine bei der Geburt festgestellte Fehlbildung des Kindes oder eine Behinderung durch beispielsweise Chromosomen-Anomalien kann eine traumatische Situation mit Angst und Schockerlebnissen der Eltern zur Folge haben (vgl. Brisch 1997, 19).

Meine im zweiten Teil beschriebene familienzentrierte Musiktherapie kann zur Bewältigung und Unterstützung der hier dargestellten traumatischen Erlebnisse dienen.

# 5. Postnatale Situation eines Frühgeborenen und seiner Familie

Das folgende Kapitel bezieht sich auf das Neugeborene, das zu früh geboren wurde und seine Eltern und Geschwister. Nach der Geburt werden frühgeborene und kranke neugeborene Kinder sofort von spezialisierten Kinderärzten versorgt und auf einer Station der neonatologischen Abteilung behandelt.

## 5.1 Neonatologie

Die Neonatologie ist eine medizinische Teildisziplin der Pädiatrie[19], die sich mit Früh- und Neugeborenen befasst (vgl. Niehoff 1995, 222) und intensivmedizinisch ausgerichtet ist. Genauer bezeichnet sie die Lehre von der Physiologie und Pathologie Neugeborener (vgl. Carlitscheck 2013, 64). Die medizinische Versorgung für Frühgeborene findet in neonatologischen Einrichtungen mit unterschiedlichen Spezialisierungsgraden und Leistungsangeboten statt (vgl. Kassenärztliche Bundesvereinigung 2005). Stationen, auf welchen eine intensivmedizinische neonatologische Versorgung erfolgt, werden in englischsprachigen Publikationen als „neonatal intensive care unit (NICU)" bezeichnet (vgl. Bialoskurski et al. 2002, 62f.).

Die neonatologische Intensivstation muss im Perinatalzentrum[20] Level 1 über sechs und im Perinatalzentrum Level 2 über vier neonatologische Intensivtherapieplätze verfügen, die mit einem Intensivpflege-Inkubator und Monitor, der Elektrokardiogramm (EKG), Blutdruck und Pulsoximeter darstellt, ausgestattet sind. An vier bzw. zwei Intensivtherapieplätzen steht jeweils mindestens ein Beatmungsgerät und die Möglichkeit zur transkutanen Messung des arteriellen Sauerstoffpartialdrucks ($pO_2$) und des Kohlendioxidpartialdrucks ($pCO_2$) zur Verfügung. Darüber hinaus müssen auf der neonatologischen Intensivstation oder unmittelbar benachbart ein Röntgengerät, Ultraschallgerät (inklusive Echokardiografie), Elektroenzephalografiegerät (Standard-EEG oder Amplituden-integriertes EEG) und ein Blutgasanalyse-

---

[19] Die Pädiatrie (Kinderheilkunde) ist die Lehre von der Entwicklung des kindlichen und jugendlichen Organismus, seinen Erkrankungen und ihrer Behandlung.

[20] Die Krankenhäuser in Deutschland müssen die Anforderungen für eine jeweilige Versorgungsstufe von bestimmten Schwangeren und von Früh- und Reifgeborenen erfüllen, um die entsprechenden Leistungen erbringen zu dürfen. Dabei wird in die nachfolgenden vier verschiedenen Stufen der perinatologischen Versorgung eingeteilt, die die Struktur-, Prozess- und Ergebnisqualität sowie die Zuweisungs- bzw. Aufnahmekriterien vorgeben.
– Versorgungsstufe I: Perinatalzentrum Level 1,
– Versorgungsstufe II: Perinatalzentrum Level 2,
– Versorgungsstufe III: Perinataler Schwerpunkt,
– Versorgungsstufe IV: Geburtsklinik (vgl. Gemeinsamer Bundesausschuss 2014, 3).

gerät zur Verfügung stehen. Das Blutgasanalysegerät muss innerhalb von drei Minuten erreichbar sein (vgl. Gemeinsamer Bundesausschuss 2014, Anlage 2, 4f.). Außerdem befinden sich ein Schwesternzimmer und immer häufiger auch ein Elternzimmer auf der Station. Vor dem Betreten der Station sind eine Anmeldung oder ein Klingeln und das Desinfizieren der Hände notwendig. In manchen Stationen sind das Tragen eines Kittels und eines Mundschutzes obligatorisch (vgl. Nöcker-Ribaupierre 2007a, 2).

Ein Perinatalzentrum Level 1 ist die Maximalversorgung für ein frühgeborenes Kind. Daher sollen dort alle Kinder unter 1.250 g (ELBW) und/oder unter 29 Gestationswochen (extrem frühgeborene Kinder) versorgt werden. Zudem sollen höhergradige Mehrlinge (über Drillinge) und Schwangere bzw. Kinder mit pränatal diagnostizierten Erkrankungen in ein solches Perinatalzentrum Level 1 verlegt werden, beispielsweise bei Infektionen der Mutter oder kritischen Herzfehlern des Kindes, bei denen postnatal eine Notfallversorgung des Kindes absehbar ist. Diese Kriterien sind für eine Verlegung bzw. Zuweisung aus niedrigeren Versorgungsstufen bindend (vgl. Gemeinsamer Bundesausschuss 2005, 520).

Die Kliniken mit perinatalem Schwerpunkt sind dazu geeignet, eine neonatale Grundversorgung zu gewährleisten und Kinder mit unerwarteten Komplikationen zu versorgen und zu stabilisieren, bis eine Verlegung in ein Haus mit der nächst höheren Versorgungsstufe erfolgen kann. Grundsätzlich sollen hier nur Kinder mit einem Geburtsgewicht von über 1.500 g (LBW) und/ oder 32$^{0/7}$ Gestationswochen (frühgeborene Kinder) bzw. fetaler Wachstumsretardierung betreut werden (vgl. Gemeinsamer Bundesausschuss 2005, 521). In einer Klinik mit perinatalem Schwerpunkt sollte die Möglichkeit zur notfallmäßigen Beatmung der Früh- und Reifgeborenen bestehen. Die diagnostischen Verfahren für Früh- und Reifgeborene wie Radiologie, allgemeine Sonografie, Echokardiografie, Elektroenzephalografie (Standard-EEG) und Labor sind in der Klinik mit perinatalem Schwerpunkt verfügbar (vgl. Gemeinsamer Bundesausschuss 2014, Anlage 2, 11f.).

In den Geburtskliniken sollen nach Beschluss des Gemeinsamen Bundesausschusses (2005, 521) nur noch Kinder mit einem Gestationsalter von über 36 Gestationswochen oder Kinder, bei denen keine neonatalen Komplikationen zu erwarten sind, geboren werden. Gemäß dem Ziel des Gemeinsamen Bundesausschusses, alle Kinder anhand ihres individuellen Risikoprofils einer Versorgungsstufe zuzuweisen, werden die Kinder oder die werdenden Mütter möglichst pränatal verlegt, bei denen eine Behandlungsnotwendigkeit nach der Geburt absehbar ist (vgl. Gemeinsamer Bundesausschuss 2005, 521). Somit kann eine Trennung von Mutter und Kind meist vermieden werden. Die Geburtsklinik beachtet die Kriterien für eine Zuweisung in die höheren Versorgungsstufen im Rahmen ihres einrichtungsinternen Qualitätsmanagements als Prozessqualitätsmerkmal. (vgl. Gemeinsamer Bundesausschuss 2014, Anlage 2, 11f.).

Die Neugeborenen-Intensivmedizin hat in den letzten Jahrzehnten erhebliche Fortschritte erzielt (vgl. Bundesverband „Das frühgeborene Kind" e. V. 2006, 1). Natürlich sind Neugeborenen-Intensivstationen kein Äquivalent für intrauterine Geborgenheit, da es in erster Linie darum geht, vitale Funktionen aufrecht zu erhalten (vgl. Nöcker-Ribaupierre 1995, 31). Neben der Sicherung des Überlebens steht die Optimierung der Lebensqualität von Frühgeborenen im Vordergrund. Die biologische Voraussetzung für eine gesunde Hirnentwicklung ist besonders für diese Kinder eine enge Verbindung zu ihren Eltern und eine adäquate sensorische Stimulation (vgl. Bundesverband „Das frühgeborene Kind" e. V. 2006, 1). Das Frühgeborene wird je nach Alter und Stabilität in einen Inkubator[21] oder ein Wärmebett[22] gelegt. Dabei können nur bedingt intrauterine Bedingungen hergestellt werden. Nur der Wärmeschutz, die bedingte Abgeschlossenheit und die kontinuierliche Flüssigkeitszufuhr erinnern an die zu früh verlassene intrauterine Umgebung (vgl. Nöcker-Ribaupierre 1995, 20).

Der Mutterleib ist die beste Umgebung für die geistige und körperliche Entwicklung des Kindes, besonders in Bezug auf die Qualität, die Intensität und die Dauer aller Reize (vgl. Haslbeck 2015, 40). Auf der Station wird das Frühgeborene in eine andere, unberechenbare, von technischen Geräuschen bestimmte Welt versetzt. Gegen diesen Lärm kann es sich nicht wehren (vgl. Nöcker-Ribaupierre 2007b, 41). Viele Reize werden dem Kind zu früh geboten (vgl. Nöcker-Ribaupierre 1995, 20). Die Apparate geben pulsierende oder gleichbleibend monotone Geräusche ab und zwischendurch erklingen piepsende Signaltöne der Monitore[23]. Die verschiedenen Apparate, Beatmungsgeräte, Spritzen und Schläuche sind am Kopfende des Bettes angebracht (vgl.

---

[21]   Ein Inkubator ist ein durchsichtiger geschlossener Kasten mit präzise einstellbarer Innentemperatur, Luftfeuchtigkeit und (bei Bedarf) Sauerstoffgehalt zur Behandlungspflege bei sehr unreifen oder intensivtherapiepflichtigen Frühgeborenen. Der Zugriff für Schwestern, Ärzte, Therapeuten und Eltern erfolgt über seitliche Klappen. Der Inkubator soll die Pflege des unbekleideten und somit leicht zugänglichen Frühgeborenen ohne Wärme- und Flüssigkeitsverlust ermöglichen. Alarmfunktionen sichern die Einhaltung von Temperatur, Luftfeuchtigkeit und Sauerstoffkonzentration ab (vgl. Bundesverband „Das frühgeborene Kind" e. V. 2007, 8).

[22]   Im Wärmebett werden Frühgeborene behandelt, deren Temperaturstabilität besser ist als bei den Frühgeborenen im Inkubator. In diesem ebenfalls kastenförmigen und durchsichtigen Bett ist das Frühgeborene durch Klappen von oben erreichbar. Die Wärme kann durch eine beheizbare Matratze und durch einen Wärmestrahler von oben zugeführt werden. Die Luftfeuchtigkeit kann nicht geregelt werden und die Kinder werden bekleidet. Alarmfunktionen bestehen ebenfalls wie im Inkubator (vgl. Bundesverband „Das frühgeborene Kind" e. V. 2007, 8).

[23]   Der Monitor zeichnet die EKG-Kurve, die Atemkurve, die Sauerstoffsättigung und andere Messwerte auf. Alarmfunktionen zeigen an, wenn eine eingestellte Messwertgrenze über- oder unterschritten wird. Für Eltern, Schwestern und Ärzte ist es wichtig, dass sie dennoch in erster Linie das Kind betrachten und sich nicht zu sehr auf die Monitore konzentrieren. Viele Alarme sind Fehlalarme (vgl. Bundesverband „Das frühgeborene Kind" e. V. 2007, 8f.).

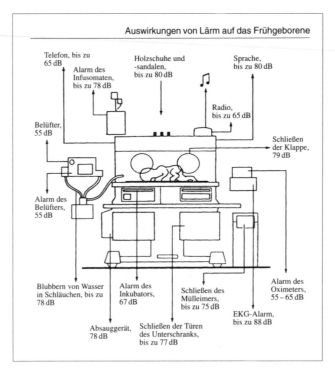

**Abb. 7:** Auditive Situation von Frühgeborenen (Haslbeck 2013, 30)

Bissegger 1999). Das Frühgeborene ist ununterbrochen den niederfrequenten Motorgeräuschen des Inkubators ausgesetzt und immer wieder dringt der Lärm wie das hochfrequente Schrillen des Monitoralarms an das ungeschützte Ohr. Hinzu kommen beispielsweise die Stimmen des Personals, das Schreien anderer Babys, ein Telefonklingeln (vgl. Fischer et al. 2003, 31) und weitere in der folgenden Abbildung dargestellten Reize.

Wie in der obigen Abbildung 7 dargestellt, ist das Frühgeborene Geräuschen von 55 bis 88 dB ausgesetzt. Nach Nöcker-Ribaupierre herrscht sogar ein Lärmpegel von 50 bis 109 dB im Inkubator (vgl. Nöcker-Ribaupierre 2007b, 41). Die Schmerzgrenze bei einem Erwachsenen liegt bei 120 dB (vgl. Nöcker-Ribaupierre 2007a, 3).

Die Intensivmedizin stellt einerseits das Überleben und das Wachstum des Kindes sicher, andererseits können die unphysiologischen Reize auf der Station immense Stressoren für die noch nicht ausgereiften und noch unvollständig funktionstüchtigen Sinnesorgane des instabilen Kindes darstellen (vgl. Sarimski 2000, 38). Fröhlich formulierte, dass die Inkubatorumgebung des Kindes einen „Entzug aller natürlichen und stimmigen Wahrnehmungsangebote" (vgl. Fröhlich 1997, 179) bedeute und das Kind damit disstimuliert sei, worauf es dann nach Als und Butler mit desorganisierten Verhaltenssignalen reagiere (vgl. Als et al. 2010, 66).

Zu dessen Bewältigung muss das Frühgeborene viel Energie aufbringen, die es eigentlich für das Wachstum und die Entwicklung benötigt. Alle intrauterinen Geräusche werden nicht mehr dargeboten (vgl. Nöcker-Ribaupierre 2007b, 41).

Zusätzlich ist das Frühgeborene ungewohnten visuellen Reizen ausgesetzt. Die plötzliche Helligkeit tritt an die Stelle der Dunkelheit im Mutterleib (vgl. Fischer et al. 2003, 33). Zunehmend wird versucht, störende sensorische Reize für das Kind, wie beispielsweise grelles Licht, Lärm, inadäquate Berührungen und Gerüche, zu vermeiden. Der Tag-Nachtrhythmus wird eingehalten. Der Schlaf von Kind und Mutter wird auf der neonatologischen Intensivstation respektiert (vgl. Bundesverband „Das frühgeborene Kind" e. V. 2006, 2). Allerdings fehlen den Kindern die Dunkelheit, die intrauterinen Geräusche und der häufige Lagenwechsel (vgl. Nöcker-Ribaupierre 1995, 20). Frühgeborene werden durch das Leben auf der Intensivstation extrem belastet und gestresst. Sie zeigen eine sinkende Sauerstoffsättigung mit Apnoen[24] und Bradykardien[25], Blutdruckschwankungen, erhöhte Aufregung und Unruhe (vgl. Nöcker-Ribaupierre 2007a, 3). Somit entsteht eine Reizüberflutung im Gegensatz zum intrauterinen Schutz. Auch Schlafunter- und Schlafabbrechungen werden (vgl. Haslbeck 2013, 31) durch die geschilderten Geräusche hervorgerufen.

Diese komplexe multiprofessionelle Tätigkeit auf der Station erfordert eine effektive interdisziplinäre Kommunikation und Kooperation (vgl. Sarimski 2000, 51f.) mit anderen Disziplinen wie beispielsweise der Kinder- und Jugendpsychiatrie, der Physiotherapie, der Musiktherapie und der Logopädie. Für eine mögliche psychiatrische Komorbidität oder Traumafolgestörungen der Eltern sollte eine Sozialberatung und Seelsorge vorhanden sein (vgl. Esslinger 2013, 17), die zum Teil auch poststationär berät, begleitet und unterstützt (vgl. Christ-Steckhan 2005).

Damit das Frühgeborene aus der Klinik entlassen werden kann, müssen einige Voraussetzungen erfüllt sein. Der Zeitpunkt wurde noch vor wenigen Jahren an das Erfüllen der festgelegten Gewichtsgrenze von 2500 g geknüpft. Das Geburtsgewicht allein ist kein Maßstab für den Allgemeinzustand des Kindes, der bei der Frage nach der Entlassung betrachtet wird. Das Kind muss seine Körpertemperatur stabil halten können, sodass es keinen Inkubator oder Wärmebett mehr benötigt und eigenständig und regelmäßig ohne Atempausen atmen können. Eventuell noch zu verabreichende Medikamente müssen vom Kind geschluckt werden können und das Kind muss eigenständig und in

---

[24]   Eine Apnoe ist eine Atemstörung, die vorliegt, wenn die Atmung für mehr als 10 Sekunden aussetzt (vgl. Hofmann 2015, 5).

[25]   Als Bradykardie wird ein reduziertes Herzschlaglevel bezeichnet (vgl. Nöcker-Ribaupierre 2007a, 3).

ausreichenden Mengen trinken können. Eine tägliche Kontrolle der Blutwerte darf nicht mehr notwendig sein. Insbesondere sehr kleine Frühgeborene, die immer wieder Apnoen und Bradykardien hatten, werden oftmals für die nächsten Wochen und Monate mit einem transportablen Überwachungsmonitor nach Hause entlassen. Dieser dient als Vorsichtsmaßnahme, um den Eltern vor allem nachts eine Sicherheit zu geben (vgl. Bundesverband „Das frühgeborene Kind" e. V. 2014, 5).

## 5.2 Familie des Frühgeborenen

### 5.2.1 Eltern des Frühgeborenen

> „Das frühgeborene Kind kommt zur Welt in einer Zeit, in der sich die werdende Mutter mit ihrem Kind eins fühlt und noch nicht psychologisch auf die Ablösung vorbereitet ist, die mit der Geburt einhergeht" (Sarimski 2000, 57).

Die Eltern sind nach der zu frühen Geburt mit einem sehr kleinen und unreifen Baby konfrontiert, welches möglicherweise nicht ihren Vorstellungen und Phantasien entspricht. Zudem müssen die unvorbereiteten Eltern mit vielen Anforderungen zurechtkommen und können meist weniger mit dem Kind interagieren und dessen Entwicklung unterstützen (vgl. Wittenberg 1990, 734f.). Die ersten Tage und Wochen nach der Geburt sind gekennzeichnet durch ständiges Bangen und Hoffen um das Kind (vgl. Gloger-Tippelt 1988), wodurch eine Frühgeburt zu einem traumatischen Ereignis für die Eltern werden kann. Dessen Bewältigung kann wiederum Wochen, Monate oder sogar Jahre dauern (vgl. Nöcker-Ribaupierre 1995, 18). Das, was normalerweise nach einer traumatischen Erfahrung zu tun ist, nämlich die traumatische Umgebung zu meiden, gelingt nicht, da das Baby auf einer Intensivstation liegt (vgl. Nöcker-Ribaupierre 2007a, 2).

Durch die zu frühe Geburt ihres Kindes erleben die Eltern einen Trennungsverlust, der nicht in den in Kapitel 3.1 beschriebenen physiologischen Verlauf einer Schwangerschaft von Gloger-Tippelt passt. Für viele Eltern ist die Zeit nach der Geburt von großer Freude und intensiven Gefühlen geprägt (vgl. Bugelnig-Reiter 2008). Im Falle eines frühgeborenen Kindes wird diese Freude, wie in diesem Kapitel beschrieben, durch Ängste, Schuldgefühle und weitere negative Gefühle getrübt.

Gloger-Tippelt (1988) beschreibt dazu in Anlehnung an ihr in Kapitel 3.1 beschriebenes Phasenmodell, dass das Eintreten einer unerwartet frühen Geburt sehr belastend für die Familien ist, da die Zeit für eine ausreichende psychische Verarbeitung beim Übergang zur Elternschaft extrem verkürzt ist. Jede der vier Phasen geht mit charakteristischen Kognitionen und Emotionen einher (vgl. Gloger-Tippelt 1988, 75). Durch die Frühgeburt ist möglicherweise die dritte Phase extrem verkürzt und die vierte Phase wird nicht erreicht. Die verfrühte Geburt des Kindes trifft die werdenden Eltern zu einem Zeitpunkt, wo sie auf das Kind mental noch nicht vorbereitet sind.

Aus dem normativen Übergang zur Elternschaft eines weiteren Kindes wird nun plötzlich ein nicht-normativer, risikoreicher Übergang (vgl. Gloger-Tippelt 2005, 57). Auch zeigt das Modell idealtypische Verläufe, denn es kann auch immer zu Abweichungen und Überschneidungen bei den individuellen Familien kommen. Daher muss ich als Musiktherapeutin für jede Familie prüfen, in welcher Verarbeitungsphase sie sich befindet und welche Übereinstimmungen und Unterschiede zum idealtypischen Verlauf vorliegen. Der Beginn der Elternschaft bei einer Frühgeburt erfordert eine besondere emotionale und kognitive Bewältigungsleistung, die nach dem überraschenden, abrupten Ende der Schwangerschaft postnatal vollzogen werden muss. Meine familienzentrierte Musiktherapie kann dabei sehr unterstützend wirken. Obwohl das Modell von Gloger-Tippelt den Übergang zur Elternschaft beim ersten, termingeborenen Kind beschreibt, sind viele Aspekte der Verarbeitung auf Eltern frühgeborener, nicht erstgeborener Kinder übertragbar.

Zusätzlich sind die Eltern eines Frühgeborenen nach dem Erlebnis der Frühgeburt verunsichert und gekränkt (vgl. Fehrenbach 2012, 13). Bei den Müttern kommt oft ein Gefühl, versagt zu haben, wodurch es zu einer Erschütterung ihres Selbstwertgefühls kommt (vgl. Nöcker-Ribaupierre 1995, 25). Sie macht sich Vorwürfe, dass sie nicht in der Lage gewesen sei, dem Kind eine angenehme Geburt zu ermöglichen. Schon diese Gedanken können zu Spannungen in der Mutter-Kind-Beziehung führen. Oft sind die Eltern mit einem Verdacht auf eine zerebrale Schädigung konfrontiert. Durch Krankenhausaufenthalte und folgende Arzttermine kommen sie kaum zur Ruhe. Die Mutter sieht sich als Verursacherin der Probleme (vgl. Aly 1999, 10f.). Dadurch kann es bei den Eltern zur Bildung eines negativen Selbstkonzeptes kommen, da diese orientierungslos nach den Ursachen der Frühgeburt anhand ihrer eigenen Schuldnerrolle suchen (vgl. Keuter 2003, 57). Die Frühgeburt, die nicht vollendete Schwangerschaft, die zwangsweise Trennung von ihrem Kind und dann die scheinbare Unansprechbarkeit des Kindes im Inkubator stürzen die Eltern in eine schwere psychische Krise und erschweren das Zustandekommen „normaler" elterlicher Gefühle und Verhaltensweisen für das Neugeborene. Das Getrenntwerden vom Kind ist für die Mutter oft ein Beweis ihres Ungenügendseins und ihrer Unfähigkeit, ein Kind auszutragen. Außerdem ist das Kind eigentlich noch ein Teil ihres Selbst, wodurch die Trennung eine große narzisstische Kränkung bedeutet (vgl. Nöcker-Ribaupierre 1995, 25). Nöcker-Ribaupierre spricht von einem aus der Mutter „herausgerissenen Teil", der meist auch „ungenügend und fehlerhaft" ist. Dies führt dazu, dass die meisten Mütter wie gelähmt vor dem Inkubator stehen und es nicht wagen, ihr Kind zu berühren und keinen Wunsch spüren, mit ihm zu sprechen (vgl. Nöcker-Ribaupierre 1995, 26).

Hinzu kommt eine verstärkte Alltagsbelastung nach der Entlassung aus der Klinik, besonders wenn das Frühgeborene krank oder sehr betreuungsintensiv ist. Arztbesuche, Behördengänge oder häufige Therapie- und Diagnostiktermine bestimmen den Tagesablauf der Eltern. Das soziale Umfeld verändert sich, da Freunde und Bekannte sich oft zurückziehen (vgl. Fehrenbach 2012, 13).

Die Verantwortung für das Kind liegt grundsätzlich bei den Eltern. In der Behandlungszeit auf der Intensivstation übertragen die Eltern aufgrund der medizinischen Notwendigkeit die medizinische und pflegerische Verantwortung teilweise an das Team. Die Eltern haben das Recht auf die Einbeziehung in Entscheidungen über Behandlungsziele und angebotene Therapien und das neonatologische Team hat die Verpflichtung, sie über dieses bestehende Recht aufzuklären (vgl. Bundesverband „Das frühgeborene Kind" e. V. 2006, 1f.).

Die Eltern haben von Anfang an die natürliche Kompetenz für ihr Kind. Diese elterlichen Kompetenzen werden anerkannt und wertgeschätzt und ihre weitere Entwicklung wird aktiv unterstützt. Die Eltern werden von Beginn an in die Betreuung ihres Kindes einbezogen (vgl. Bundesverband „Das frühgeborene Kind" e. V. 2006, 4). Dies wird auch bei der Musiktherapie unterstützt.

Bei Betrachtung der Elternebene gegenüber der Geschwisterbeziehung beschreibt Bank, dass sich die Eltern

„in ihrer Liebe und Aufmerksamkeit nicht verdoppeln können, sondern dass das irgendwie geteilt werden muss, dass die Kinder so etwas wie Konkurrenten um die Gunst der Eltern sein werden. So braucht das Neugeborene eine andere, intensive Beziehung als das ältere Kind im Trotzalter. Und das ist ebenso normal wie lebensnotwendig. Abgesehen von Alter, Größe, Reaktion, Fähigkeit bleiben die Geschwister eine ungleiche Angelegenheit. Selbst in dem (utopischen) Fall absoluter Gleichbehandlung aller Kinder durch die Eltern wären die Kinder immer noch überzeugt, dass der eine oder andere von ihnen vorgezogen würde. Ein Gefühl genereller Fairness ist das Höchste, was Eltern vermitteln können" (Bank et al. 1989, 171).

Im Falle eines Frühgeborenen, welches bereits ein Geschwisterkind hat, ist es besonders schwierig für die Eltern, ein geeignetes förderliches Verhalten gegenüber beiden Kindern zu pflegen.

In einer kanadischen Langzeitstudie wurde bei 11.500 drei- bis sechzehnjährigen Kindern untersucht, wie sich die Verteilung der Elternliebe auf die Entwicklung der Kinder auswirkt. Dabei konnte festgestellt werden, dass:

1. Kinder, die sich weniger geliebt fühlten, am häufigsten unter Verhaltensauffälligkeiten und emotionalen Störungen litten.
2. auch die Lieblingskinder, die eindeutig bevorzugt wurden, viele Probleme
   hatten:
   - sie waren oft verunsichert und verängstigt
   - sie litten unter enormem Druck, da sie von Gedanken gequält wurden,
     sie dürfen sich nichts erlauben, was sie aus der Sonnenseite der elterli-
     chen Zuwendung verdrängen könnte
   - die Angst vor Liebesentzug kann genauso stark oder noch stärker wir-
     ken als der Liebesentzug selbst.

Vor allem die Zurücksetzung oder Bevorzugung durch die Mutter prägt das
Seelenleben des Kindes. Wenn Väter ihre Kinder ungleich behandeln, richtet es
offenbar weniger Schaden an (vgl. Bugelnig-Reiter 2008).

Wenn die Eltern die Liebe ungleich verteilen, entsteht eine Konkurrenz
zwischen den Kindern (vgl. Bugelnig-Reiter 2008). Gerade in dem Fall, wo
das neugeborene Kind ein Frühchen ist, braucht und erhält dieses eine erhöhte
Aufmerksamkeit, wodurch das Geschwisterkind benachteiligt wird.

Dieser Wettstreit kann von den benachteiligten Kindern nicht gewonnen
werden, denn jedes einzelne Kind ist auf die Fürsorge und Zuwendung der Eltern angewiesen (vgl. Bugelnig-Reiter 2008).

Eine musiktherapeutische Betreuung kann als wichtige Bewältigungshilfe
für die Mütter eines frühgeborenen Kindes gelten. Frauen erleben in der ersten Zeit

> „Gefühle des Versagens und Verlustes, weil sie nicht in der Lage waren, ihrem
> Kind die angemessene Zeit in ihrem Mutterleib zu geben, und werden kon-
> frontiert mit den Bedingungen auf der Intensivstation, die zur Sicherung des
> Überlebens des Kindes notwendig sind, fühlen sich ohnmächtig und hilflos in
> dem Wunsch, Überleben und Wohlbefinden des Kindes selbst sicherzustellen,
> und sorgen sich, ob das Kind ein bleibendes Entwicklungshandicap davontra-
> gen wird" (vgl. Sarimski 2000, 55).

Ohne innerlich auf die Beziehung zum Neugeborenen angemessen vorbereitet zu sein, sind die Eltern mit einem extrem kleinen und zerbrechlichen Kind
konfrontiert, das ihren unbewussten Vorstellungen und Fantasien ganz und
gar nicht entspricht. Die Wechselhaftigkeit des Zustands des Kindes lässt viele Eltern diese Zeit als emotionale Achterbahn erleben. Sie fühlen sich hilflos, machtlos, kämpfen nicht selten mit Selbstvorwürfen, an der Frühgeburt
des Kindes Schuld zu sein, Niedergeschlagenheit und Insuffizienzgefühlen. Es
handelt sich um intensive und rasche Wechsel zwischen Optimismus und Verzweiflung, Zuversicht und Verdrängung einer schlechten Prognose in Abhängigkeit vom Zustand des Kindes (vgl. Sarimski 2000).

Nach meinen Erfahrungen spielt die Musik eine wichtige und stärkende Rolle für die Identität der Familie. Die Hörgewohnheiten und musikalischen Vorlieben der Eltern während der Schwangerschaft können postnatal aufgegriffen werden und eine Verbindung zwischen den Eltern und dem Kind herstellen. Meine familienzentrierte Musiktherapie in der Neonatologie bietet vielfältige und effektive Interventionen zur Förderung der Bindungsentwicklung zwischen den Eltern und dem Kind und trägt dazu bei, dass die Eltern ihre Feinfühligkeit im Umgang mit ihrem Kind verbessern können.

### 5.2.2 Geschwister des Frühgeborenen

Veränderungen sind ein fester Bestandteil des menschlichen Lebens und beeinflussen die Gefühle, Empfindungen und Gedanken eines Menschen (vgl. Bundesverband „Das frühgeborene Kind" e. V. 2007, 39). Wenn ein neues Geschwisterkind im Bauch der Mutter heranwächst, ist das für die meisten Eltern eine erwünschte Veränderung, aber für bereits vorhandene Kinder eine Überraschung. Gerade junge Kinder sind kognitiv noch nicht reif genug, um die Vorgänge der Zeugung und Schwangerschaft zu verstehen. Bei älteren Kindern kann die Freude und der Wunsch nach einem Geschwisterkind oder die Ablehnung eines jüngeren Geschwisterkindes bereits während der Schwangerschaft die zukünftige Bindung deutlich beeinflussen. Kleine Kinder wissen vorher nicht, was auf sie zukommt und wie viel Zuwendung und Aufmerksamkeit das hilflose Neugeborene von den Eltern brauchen wird (vgl. Bugelnig-Reiter 2008).

Neben der Eltern-Kind-Beziehung stellt auch die Geschwisterbeziehung eine grundlegende Beziehung für jeden Menschen dar. Nach Schewe trägt die Familie, sowohl die Eltern als auch das Geschwisterkind, als wichtigste Sozialisationsinstanz zur grundlegenden Persönlichkeitsentwicklung eines Menschen bei (vgl. Schewe 2009). Geschwisterbeziehungen werden, wie Eltern-Kind-Beziehungen, als Primärbeziehungen bezeichnet, da sie von Anfang an existieren (vgl. Kasten 1994).

Schwierige Lebenssituationen empfinden Kinder, in diesem Fall Geschwisterkinder, intensiver als Erwachsene. In diesem Zusammenhang ist auch die Situation von Familien zu sehen, die sich zu früh und plötzlich auf ihren Nachwuchs einstellen müssen (vgl. Bundesverband „Das frühgeborene Kind" e. V. 2007, 39). Die vorzeitige Geburt eines Kindes stellt nicht nur seine Eltern, sondern auch das Geschwisterkind vor große Herausforderungen (vgl. Kasten 2004). Nach einer Frühgeburt dreht sich plötzlich alle Aufmerksamkeit um den zu früh eingestellten Familiennachwuchs (vgl. Bundesverband „Das frühgeborene Kind" e. V. 2007, 39) und die Eltern sind sorgenvoll und belastet, wodurch das Geschwisterkind oftmals zurückstecken muss (vgl. Kasten 2004). Die Notwendigkeit, die gesunden Geschwisterkinder gerade auch in dieser Zeit nicht zu vernachlässigen, ergibt sich aus der besonderen Situation dieser Kinder. Das Frühgeborene wird dafür verantwortlich gemacht, dass das Geschwisterkind scheinbar die Liebe und Aufmerksamkeit der Eltern zu einem erheblichen Teil einbüßen muss (vgl. Bundesverband „Das frühgeborene Kind" e. V. 2007, 39). Da das Geschwisterkind nicht ausgesucht werden kann, sondern in die Familie hineingeboren wird, besitzt die Geschwisterbeziehung etwas Schicksalhaftes (vgl. Kasten 2004). Hierzu kann auch gezählt werden, dass das hinzugekommene jüngere Geschwisterkind ein Frühgeborenes ist.

Das erstgeborene Kind erlebt eine besondere Situation, da es zunächst die alleinige Aufmerksamkeit der Eltern erfährt. Es steht im Mittelpunkt ihres Interesses. Alles, was das Erstgeborene macht, wird für die Eltern zu einer bedeutsamen Angelegenheit, wodurch sich die Erstgeborenen von ihrer Umgebung akzeptiert und ernst genommen fühlen (vgl. Schewe 2009, 14). Die Geburt des zweiten Kindes stellt, auch bei einer termingerechten Geburt, für das erstgeborene Kind einen erheblichen Einschnitt dar (vgl. Henß 2005, 17), denn durch die Erweiterung der Familie durch ein zusätzliches Geschwisterkind bildet sich eine Konkurrenz (vgl. Bundesverband „Das frühgeborene Kind" e. V. 2007, 39). Das erstgeborene Kind entdeckt, dass die uneingeschränkte Aufmerksamkeit nicht ihm alleine gilt und dass die Liebe und Zuneigung der Eltern mit dem Geschwisterkind geteilt werden müssen (vgl. Henß 2005, 17). Dies führt dazu, dass gerade das Geschwisterkind nicht glücklich über die Ankunft des Neugeborenen ist, denn als Kronprinz oder -prinzessin verliert es viel, wenn ein zweiter Thronanwärter in Erscheinung tritt (vgl. Bugelnig-Reiter 2008) und das sogenannte Entthronungstrauma[26] einsetzt (vgl. Schewe 2009, 14). Damit können auch Momente des Leides auftreten, denn mit der neuen Familienkonstellation verändert sich meist auch die Anzahl der gewohnten Streicheleinheiten von den Eltern (vgl. Bugelnig-Reiter 2008). Dies kann die tief verwurzelte emotionale Ambivalenz verstärken. Intensive positive Gefühle, wie Liebe und Zuneigung, und negative Gefühle, wie Ablehnung oder sogar Hass, treten dabei oft sogar gleichzeitig auf (vgl. Kasten 2004).

In der ersten Phase nach der Geburt, die sich bis zum achten Lebensmonat erstreckt, ist es Aufgabe der Eltern, beide Kinder zu versorgen und ihren Bedürfnissen gerecht zu werden, aber auch Kontakt zwischen beiden Geschwistern herzustellen und Kontaktaufnahmen anzuregen (vgl. Schewe 2009, 24). Gerade diese Aufgabe ist für die Eltern eines frühgeborenen Kindes, das in dieser Zeit noch im Krankenhaus auf der Intensivstation betreut wird, sehr

---

[26]  Die Bezeichnung Entthronungstrauma geht auf den Begründer der Individualpsychologie Alfred Adler zurück, der davon ausging, dass das erstgeborene Kind durch die Geburt eines zweiten Kindes in der Familie einen Schock erleidet. Das Entthronungstrauma belastet nicht nur die Beziehung zum nachgeborenen Geschwisterkind, dem mit Eifersucht, Ablehnung und Aggression begegnet wird, sondern auch das Verhältnis zu den Eltern. Dieses wird fortan durch einen inneren Zwiespalt von Zuneigung und Misstrauen gekennzeichnet (vgl. Kasten 1994, 44).

schwer realisierbar. Meine Musiktherapie mit Frühgeborenen und deren Geschwistern dient dabei als Kontaktvermittler und unterstützt den Aufbau der Geschwisterbeziehung.

Manche Kinder fühlen sich bereits kurze Zeit nach der Geburt des Geschwisterkindes sehr allein gelassen und einsam. Das ältere Kind bekommt das Gefühl, nicht gebraucht zu werden und ständig zu stören. Es sucht Sicherheit und Geborgenheit und meint, dies nicht von seinen Eltern zu bekommen. Damit sich das Kind nicht zurückzieht, womöglich aufhört zu reden, lustlos oder desinteressiert wird (vgl. Seiler 2012, 58), wird auch das Geschwisterkind von mir in die familienzentrierte Musiktherapie einbezogen und erhält Einzel- und Gruppentherapien mit dem frühgeborenen Geschwisterkind und seinen Eltern.

Ebenso wichtig ist es, in dieser ersten Phase vor allem den Bedürfnissen des älteren Kindes nach ungeteilter, elterlicher Zuwendung Beachtung zu schenken. Es reagiert häufig mit negativen Verhaltensänderungen wie Schlafproblemen oder Aggressivität, die sich aber nicht direkt gegen das Baby richten (vgl. Schewe 2009, 24). Zwei gegensätzliche Wünsche entstehen bei dem Kind. Sie wünschen sich eine kuschelige Zuneigung wie bei dem Baby, gleichzeitig genießen sie ihre immer größer werdende Selbstständigkeit (vgl. Seiler 2012, 61). Daher werden die Kinder so in die Musiktherapie einbezogen, dass sie das Gefühl bekommen, einen wichtigen und fördernden Beitrag für das Geschwisterkind und die Therapie zu leisten.

Das Alter des Geschwisterkindes ist entscheidend für ihr Erleben und die Verarbeitung dieser Situation (vgl. Bundesverband „Das frühgeborene Kind" e. V. 2007, 39). Je jünger ein Kind ist und je mehr es damit auf die Fürsorge und Zuwendung der Eltern angewiesen ist, desto tiefgreifender wird die Veränderung durch die Geburt eines weiteren Kindes erlebt. Negative Aspekte können oftmals noch nicht verbal ausgedrückt werden. Ältere Kinder hingegen können aufgrund kognitiver Reife und einer größeren Vielfalt an Bezugspersonen auch außerhalb der Familie, beispielsweise Lehrer, Eltern von Freunden und in peer-groups, oftmals eine größere Freude auf ein Geschwisterkind entwickeln. Allerdings können im Alltag trotzdem ambivalente oder auch negative Gefühle mit dem Baby entstehen (vgl. Bugelnig-Reiter 2008).

Bis etwa zum sechsten Lebensjahr wird das Kind vor allem durch die Sorgen und Ängste seiner Eltern beeinflusst. Es ist deshalb wichtig, dass das Geschwisterkind mit einbezogen wird und versucht wird, ihm die Situation zu erklären. Die Zuversicht der Eltern in die weitere Entwicklung des Frühgeborenen wird sich beruhigend und mutmachend auf das Geschwisterkind auswirken (vgl. Bundesverband „Das frühgeborene Kind" e. V. 2007, 39).

Ab etwa dem siebten Lebensjahr bis zum Eintritt in die Pubertät entwickelt das Kind mehr Verständnis. Auch in diesen Jahren können behutsame Erklärungsversuche Ängste vermeiden oder lindern. Das besondere Augenmerk der

Eltern auf das frühgeborene Geschwisterkind darf nicht als „Liebesentzug" verstanden werden. Hilfreich ist das Einbeziehen des Kindes in den Informationsaustausch der Familie und das beständige Gesprächsangebot von der Mutter oder dem Vater. Rituale können Unterstützung und Sicherheit geben. Wird das Geschwisterkind vorübergehend von den Großeltern, Verwandten oder Freunden betreut, sollte auf das Einhalten fester Gewohnheiten geachtet werden, um dem Gefühl des Alleinseins entgegenzuwirken (vgl. Bundesverband „Das frühgeborene Kind" e.V. 2007, 39f.)

In der Zeit des Klinikaufenthaltes des Frühgeborenen wird zu Hause in der Familie viel über das Frühchen gesprochen. Alles dreht sich um das Kind in der Klinik. Die Eltern haben viel Sorge um das Kind. Die Frage nach den Überlebenschancen des Frühgeborenen ist ein zentraler Belastungspunkt für die ganze Familie, von dem das Geschwisterkind tangiert wird (vgl. Keuter 2003, 10f.).

Gerade dadurch kann sich das Geschwisterkind vernachlässigt fühlen und zeigt seine Not durch ein vermehrtes Aufmerksamkeits- und Wichtigkeitsbedürfnis.

Geschwister lieben es, etwas Zeit mit der Mutter oder dem Vater allein zu haben (vgl. Seiler 2012, 67), wo sie einen wichtigen Beitrag für ihr neues Geschwisterkind entwickeln können.

Nach Bugelnig-Reiter scheinen Geschwisterbeziehungen etwas Anziehendes, gar Mystisches an sich zu haben. Sie sind so vielfältig wie die Familienformen, in denen Kinder aufwachsen. Die Beziehungen können von Liebe und Intimität geprägt, tief und innig, aber auch respektvoll, distanziert oder brüchig sein (vgl. Bugelnig-Reiter 2008).

Mitunter fallen vor allem noch kleine Kinder vorübergehend wieder in bereits überwundene Verhaltensphasen wie beispielsweise das Nuckeln, erneutes Schnullern oder wieder aus der Flasche trinken zurück. Möglicherweise sind sie auch enttäuscht, da anfangs mit dem neuen Geschwisterchen nicht so viel anzufangen ist, wie sie sich das vorgestellt haben (vgl. Bundesverband „Das frühgeborene Kind" e.V. 2014, 9).

Nach der Entlassung verändert sich die Umwelt des Kindes sehr stark. Zu Hause ist zunächst alles neu und unbekannt. Die Gerüche und Umgebungsgeräusche sind fremd. Nicht selten reagiert das Kind auf das ungewohnte Umfeld mit Schlaf- oder Fütterproblemen, ist unruhig und schreit häufiger, lässt sich nur schwer beruhigen und verhält sich anders als in der Klinik (vgl. Bundesverband „Das frühgeborene Kind" e.V. 2014, 13).

Das Geschwisterkind kann dem Frühgeborenen Sicherheit geben, indem es ihm im Krankenhaus Lieder vorsingt und diese später zu Hause wieder aufgreift. Somit gibt es bereits eine vertraute Melodie für die Zeit zu Hause und die die Geschwister verbinden.

### 5.2.3 Postnatale Familien-Bindung bei Frühgeborenen

Bindung wird als Teilaspekt von Beziehungen verstanden (vgl. Brisch 2009, vgl. Gutbrod et al. 2012).

> „Bindung kann definiert werden als das gefühlsmäßige Band, welches eine Person oder ein Tier zwischen sich selbst und einer bestimmten anderen Person oder einem bestimmten anderen Tier knüpft – ein Band, das beide räumlich verbindet und zeitlich andauert" (Ainsworth et al. 1970).

Bindungsstreben und Bindungsverhalten sind bei Eltern und Kindern angeboren, dennoch können sie durch äußere Einflüsse wie negative Lebensbedingungen, Traumata und eigene unsichere Bindungserfahrungen der Eltern behindert werden.

So wichtig das gut abgestimmte Zusammenspiel von Eltern und Kind ist, so sensibel und störbar ist es auch (vgl. Papoušek et al. 2004). Hilfreich für das Überstehen der schwierigen Startbedingungen auf der Neonatologie ist eine bereits pränatal gut entwickelte Eltern-Kind-Bindung (vgl. Nussberger 2014, 79). Ohne einen bereits erfolgten Bindungsaufbau in der Schwangerschaft besteht das Risiko einer weiteren Schwächung der Bindung durch erschwerte Umstände während und nach der Geburt (vgl. Nussberger 2014, 79). Auf elterlicher Seite kann der Bindungsaufbau dadurch erschwert sein, dass die Mütter von extrem oder sehr frühgeborenen Kindern zum Zeitpunkt der Geburt noch nicht alle in Kapitel 3.1 dargestellten Phasen der Schwangerschaft nach Gloger-Tippelt durchlaufen konnten, die eng mit dem Hineinwachsen in die Elternrolle assoziiert sind (vgl. Gloger-Tippelt 2008).

Durch die Verabreichung von wehenhemmenden Mitteln, um die Geburt möglichst hinauszuzögern, treten häufig Nebenwirkungen bei der schwangeren Frau auf (vgl. Spätling et al. 2004). Es wird versucht, diesem Problem mit einer stärker an den Einzelfall angepassten Gabe der Mittel zu begegnen, die mehr als bisher eine sinnvolle Kosten-Nutzen-Bilanz in den Mittelpunkt stellt. Es erfolgt zudem ein deutlich höherer Anteil der Frühgeburten durch einen Kaiserschnitt als termingerechte Geburten. Das heißt, dass der größte Teil der Frauen, die ein sehr kleines Frühchen gebären, mit den Folgen eines Kaiserschnitts wie Schwächung durch die Narkose oder Narbenschmerzen zu kämpfen hat (vgl. Hellmers 2005). Bei einem Drittel der frühzeitigen Schwangerschaftsbeendigungen erschwert zudem eine ernsthafte Erkrankung der Mutter die Situation. Hierbei sind Bluthochdruck, Diabetes mellitus oder das HELLP-Syndrom, bei dem die Gesundheit der Mutter vor allem durch eine Leber- und Nierenschädigung bedroht ist, zu nennen (vgl. Spätling et al. 2004). Bereits kurz nach der Geburt kann das Neugeborene das Gesicht seines Vaters erkennen und dieses seiner Stimme zuordnen. Ist er als Bindungsperson verfügbar, verlässlich und feinfühlig, so vermittelt er dem Kind genauso wie die Mutter Geborgenheit und Wohlbefinden. Je mehr Zeit der Vater in den ersten

Tagen und Wochen mit seinem Kind verbringt und je mehr er in die Säuglingspflege mit einbezogen ist, desto schneller stellt er eine enge Bindung zu seinem Kind her (vgl. Lüdin 2014, 12).

Viele Mütter sind nach der Geburt nicht sofort in der Lage, zu ihrem Kind auf die Station zu gelangen. So stellen die Väter den ersten Kontakt her und fungieren damit als Bindeglied zwischen Mutter und Kind. Dies ruft bei vielen Vätern eine besondere Nähe zu ihrem Kind hervor. Häufig sind die Väter auch die ersten, die bei den Kindern die Känguruh-Methode[27] (vgl. Stening 2007, 22), die zur Förderung der Eltern-Kind-Beziehung dient (vgl. Stening 2007, 19) anwenden. Die Mütter erleben dies meist mit ambivalenten Gefühlen. Sie sind froh, dass das Kind nicht alleine in der fremden Umgebung ist, entwickeln aber Neidgefühle gegenüber dem Vater. Nachdem die Mütter ihre Kinder so lange und so nahe bei sich trugen, müssen sie sie plötzlich körperlich abgeben und in die Versorgung anderer geben (vgl. Stening 2007, 22).

Insgesamt sind Frauen und auch Männer in der Zeit rund um die Geburt ihres Kindes psychisch empfindlicher und verletzbarer als in anderen Lebensphasen. Fast jede fünfte Mutter einer termingerechten Geburt gerät in den ersten Tagen oder Wochen danach in ein anhaltendes Stimmungstief. Sie fühlt sich erschöpft, angespannt oder traurig sowie ängstlicher und unsicherer als zuvor. Auch kann sie manchmal ihr Kind nicht so lieben oder ihr Muttersein nicht so genießen, wie sie es sich vorgestellt hat. Allerdings mag sie kaum darüber sprechen und zieht sich oft in sich selbst zurück (vgl. Bindt 2007, 38).

Eine Frühgeburt kann zurückliegende, fast vergessene schmerzliche Erfahrungen und Verlusterlebnisse wiederbeleben, was zu einer Verstärkung der aktuellen Gefühle von Hilflosigkeit, Ohnmacht und Angst führt. Daneben können Sorgen um die Partnerin, das Geschwisterkind und die Zukunft der Familie die Paarbeziehung belasten und zu anhaltenden Schlafstörungen, depressiven Verstimmungen (vgl. Bindt 2007, 38), wie Antriebsschwäche, Müdigkeit, Appetitlosigkeit und Schlafstörungen bis hin zu erschwertem Beziehungsaufbau (vgl. Haslbeck 2013, 33), plötzlicher Gereiztheit und anderen

---

[27]  Die Känguruh-Methode ist heute ein fester Bestandteil des psychosozialen Betreuungskonzeptes für Frühgeborene und beinhaltet den Haut-zu-Haut-Kontakt zwischen einem Frühgeborenen und seinen Eltern. Das nackte Frühgeborene wird dabei eine bis mehrere Stunden täglich auf die nackte Haut der Eltern gelegt. Ihren Ursprung hat die Känguruh-Methode in Kolumbien (vgl. Stening 2007, 19). Ein Mangel an Inkubatoren brachte die Frühgeborenen, die noch nicht in der Lage sind, ihre Körpertemperatur selbständig zu regulieren, in eine lebensbedrohliche Situation. Um Unterkühlungen zu verhindern, beschlossen die Kinderärzte Rey und Martinez 1979 in Bogota, die Mutterwärme auszunutzen. Ähnlich wie bei den Känguruhs, die ihre Kinder nach der Geburt etwa acht Monate in ihrem Beutel tragen und deren Gewicht in dieser Zeit von einem Gramm auf zwei bis vier Kilogramm ansteigt, wurden die Kinder ihren Müttern vor die Brust gebunden (vgl. Ludington-Hoe et al. 1993, 40), sodass selbst kleinste Frühgeborene unter 1.000 g Geburtsgewicht nach Hause entlassen werden konnten (vgl. Stening 2007, 19).

Ausdrucksformen seelischer Überlastung führen. Solche Reaktionen erschweren es, den erheblichen körperlichen und seelischen Anforderungen während der Intensivbehandlung des Kindes und nach der Klinikentlassung Stand zu halten und den Alltag zu bewältigen (vgl. Bindt 2007, 38). Sprechen und singen die Eltern schon vor der Geburt mit dem Kind, haben sie nach der Geburt eine Basis, auf der sie die Bindung zum Kind vertiefen können. Auch der Vater ist dem Kind über die Stimme schon vertraut (vgl. Tomatis 1994). Ein gelungener Beziehungsaufbau zwischen Eltern und Kind ist eine wesentliche Voraussetzung für die Entwicklung des Kindes und kann spätere Interaktions- und Regulationsstörungen zu vermeiden helfen (vgl. Bundesverband „Das frühgeborene Kind" e. V. 2006, 5).

Die Beziehung zwischen einem Frühgeborenen und seiner Mutter weist besondere Charakteristika auf. Es zeigt minimale Wachsamkeit, Aufmerksamkeit und Reaktionsbereitschaft. Im Vergleich zu Reifgeborenen hat ein Frühgeborenes nur ein begrenztes Verhaltensrepertoire, ist leicht irritierbar und seine Reaktionen sind teilweise unvorhersehbar. Auch sein Tagesrhythmus ist unregelmäßig. Hinsichtlich der Äußerungen von Schmerzen und Unwohlsein ist es schwerer einzuschätzen als ein reifes Neugeborenes.

Nach Magyary ist bei der Eltern-Kind-Dyade von Frühgeborenen ein Teufelskreis zu beobachten. Die Mütter versuchen, die mangelnde Ansprechbarkeit und Reaktion ihres Kindes mit übersteigerter Stimulation auszugleichen, worauf sich das Frühgeborene zum Selbstschutz zurückzieht. So wird die Kommunikation zwischen der Mutter und dem Kind immer weiter reduziert. Die Apathie des Kindes dient zum Schutz vor Überstimulation und zum Erhalt von Reserven, die es dringend zur Entwicklung benötigt (vgl. Stening 2007, 20f.).

Nach Schumacher entsteht die seelische Struktur des Kindes aus den frühen Interaktionserfahrungen. Diese sehr früh entstehende Bindung kann lebenslänglich die Beziehungen zu weiteren Personen beeinflussen, da die frühen Interaktionsmuster in späteren Situationen reaktiviert werden können (vgl. Schumacher 2000, 91). Traumatische Erlebnisse, die sich innerhalb der ersten Lebensjahre ereignen, können besonders gravierende Auswirkungen auf die kindliche Entwicklung haben. Eine langfristige, stabile, emotionale Beziehung zu mindestens einer Bezugsperson gilt als wesentlicher protektiver Faktor, um Not und Elend zu bewältigen (vgl. Walser 2007). Das Bindungssystem des Kindes wird in belastenden Situationen, beispielsweise bei Krankheit oder Trennung, in besonderem Maß aktiviert (vgl. Gutbrod et al. 2003, 62). Daher ist die Einbeziehung der Mutter, des Vaters und des Geschwisterkindes in die Musiktherapie von großer Bedeutung.

Aus der pränatalen Zeit stammende Bedürfnisse des Säuglings nach Wiegen und Getragenwerden und die Bedeutung der frühen Mutter-Kind-Spiele haben Einfluss auf die zwischenmenschliche Beziehungsfähigkeit (vgl. Schumacher et al. 2007, 28). Condon beobachtete bereits 1963, dass Säuglinge und Mütter direkt nach der Geburt synchrone Erfahrungen machen. Diese Fähigkeit entwickelt sich bereits im Uterus, da sich die Bewegungen des Kindes nach der Stimme der Mutter richten (vgl. Schumacher et al. 2007, 39). Da die Frühgeborenen plötzlich und zu früh dieser Interaktion entzogen werden, ist es wichtig, diese unterbrochene Bindung durch die musiktherapeutische Arbeit mit der Mutter und dem Frühgeborenen zu stärken und zu unterstützen. Ebenso leidet die Mutter meist unter dem traumatischen Ereignis des frühen Schwangerschaftsabbruchs und hat große Mühe, die lebensnotwendige Interaktion zu ihrem Kind herzustellen (vgl. Nöcker-Ribaupierre et al. 2004, 40). Condon betont, dass eine mögliche „nonverbale Ablehnung" von Seiten der Mutter die Entwicklung von Vertrauen oder Misstrauen und die Selbst-Identität bei dem Säugling positiv sowie negativ beeinflussen kann (vgl. Schumacher et al. 2007, 41). Die Erfahrung von Synchronisation ist daher auch bei Frühgeborenen von der Geburt an von großer Bedeutung. Auch hier kann die musiktherapeutische Arbeit mit der Mutter die Entwicklung des Vertrauens fördern. Eine zusätzliche Einbindung des Vaters und Geschwisterkindes trägt zur Stärkung der familiären Bindung bei.

Interaktion ist eine wesentliche Voraussetzung für das Entstehen von Bindung (vgl. Nöcker-Ribaupierre et al. 2004, 32). In der Literatur wird die gefühlsmäßige Verbindung, die die Eltern während der Schwangerschaft und nach der Geburt zu ihrem Kind knüpfen als Bonding bezeichnet (vgl. Esslinger 2013, 5). Das Zustandekommen von Bonding trägt eine große Bedeutung für die physische und psychische Entwicklung des Kindes (vgl. Nöcker-Ribaupierre et al. 2004, 32).

Nach Stern führt das häufige Erleben positiver Affekte zu einem längeren positiven emotionalen Austausch mit der Bezugsperson (vgl. Schumacher et al. 2007, 42). Auch dies spricht für die Einbeziehung beider Elternteile und dem Geschwisterkind in die Musiktherapie.

Nach Walser hat gerade die Bindung zu dem Geschwisterkind eine förderliche protektive Funktion (vgl. Walser 2007).

Die Bindungsforschung beruht auf der Bindungstheorie von John Bowlby. Nach Bowlby entwickeln Babys innere Arbeitsmodelle, die durch verschiedene Situationen, in denen das Bindungsverhalten des Säuglings aktiviert wird, entstehen. Die erlernten Arbeitsmodelle kann das Kind im Laufe der Zeit in Trennungssituationen abrufen, um diese besser einschätzen und bewältigen zu können (vgl. Brisch 2009). Das Modell verfestigt sich immer weiter und trägt schließlich zu einer psychischen Stabilität bei (vgl. Zimmermann 2006). Die verinnerlichten Arbeitsmodelle haben einen weitreichenden Einfluss auf die gesamte Interaktion mit anderen Menschen im Verlauf des Lebens und die erlernten Erwartungen bezüglich des Verhaltens der Bezugsperson können auf andere Sozialpartner übertragen werden (vgl. Scheidt 2012).

Dem Bindungsbedürfnis steht das Explorationsbedürfnis des Säuglings als weiteres starkes motivationales System (vgl. Bowlby 1973) gegenüber. Der Säugling fühlt sich zur Exploration seiner Umwelt ermutigt und kann sich als selbstwirksam erfahren, wenn er die Mutter als eine sichere emotionale Basis erlebt. Durch diese sichere Bindung beruhigt sich das Bindungssystem und der Säugling kann seiner Neugier ungehindert nachgehen (vgl. Brisch 1999a).

Durch die Erfahrungen, die ein Kind im ersten Lebensjahr mit seinen Bezugspersonen sammelt, entwickelt es eine eigene Qualität der Bindung (vgl. Scheidt 2012). Dem Bindungssystem unterliegen verschiedene kognitive Mechanismen, die Bowlby als „mentale Repräsentationen" bezeichnet und ihnen in Anlehnung an Craik (1943) den Namen „innere Arbeitsmodelle" der Bindungsbeziehung gibt. Nach Bowlby entwickeln sich innere Arbeitsmodelle aus wiederholten Interaktionsmustern. Innere Arbeitsmodelle vom Selbst und der Bezugsperson sind mentale Repräsentationen von zurückliegenden Ereignissen oder zwischenmenschlichen Interaktionen, die durch neue zwischenmenschliche Erfahrungen entweder bestätigt oder revidiert werden. Diese Modelle dienen dazu, das Verhalten der Bindungsperson zu interpretieren und Verhalten vorherzusagen (vgl. Bowlby 1969)

Ainsworth befasste sich bis Mitte der 80er Jahre mit den Einflüssen mütterlicher Feinfühligkeit auf die sich entwickelnden Bindungsqualitäten der Säuglinge und Kleinkinder. Ainsworth und ihre Forscherkollegen (1978) operationalisierten die Theorie Bowlbys durch das Design der „Fremden Situation". In einem 20-minütigen Test wird das Kleinkind mit einer unvertrauten und angsteinflößenden Situation konfrontiert (vgl. Ainsworth et al. 1978). Dieser Test ist ein strukturiertes Laborexperiment, in dem das Zusammenspiel zwischen Erkundungs- und Bindungsverhalten unter verschiedenen Belastungsbedingungen untersucht wird. Er ist für Kinder im Alter von 12 bis 24 Monaten entworfen und in acht Teile eingeteilt (vgl. Holmes 1993, 104):

1. Die Mutter und das Kind werden in einen durch eine Einwegscheibe beobachtbaren Raum geführt. Dort befinden sich Spielzeug und zwei Stühle. Die Mutter setzt das Kind auf den Boden.
2. Die Mutter und das Kind bleiben alleine. Während die Mutter eine Zeitschrift liest, kann das Kind sich mit dem Spielzeug beschäftigen. Wenn es nötig ist, beschäftigt sich die Mutter mit dem Kind und bietet ihm Spielzeug an.
3. Eine Fremde tritt ein, setzt sich zur Mutter und unterhält sich mit ihr. Sie nimmt auch Kontakt mit dem Kind auf.
4. Die Mutter verlässt unauffällig den Raum und lässt die Fremde mit ihrem Kind bis zu drei Minuten allein. Die Fremde fährt fort, sich mit dem Kind zu beschäftigen und tröstet es, wenn es nötig ist.

5. Die Mutter kehrt zurück und die Fremde geht. Dies ist die Sequenz der ersten Wiedervereinigung. Mutter und Kind sind wieder alleine. Die Mutter beschäftigt sich mit ihrem Kind und bietet ihm Spielzeug an.
6. Die Mutter verabschiedet sich von ihrem Kind und verlässt wiederum den Raum. Das Kind ist jetzt ganz allein.
7. Die Fremde betritt den Raum. Sie beschäftigt sich mit dem Kind und tröstet es, wenn es nötig ist.
8. Die Mutter kehrt zurück und die Fremde verlässt den Raum. Dies ist die Sequenz der zweiten Wiedervereinigung (vgl. Brisch 1999b, 83f.).

Während ihrer Abwesenheit im Versuchsraum kann die Mutter das Geschehen durch die Einwegscheibe beobachten. So kann sie die Dauer ihrer Abwesenheit gegebenenfalls verkürzen (vgl. Brisch 1999b, 83f.).

Die Absicht der „Fremden Situation" besteht darin zu zeigen, wie das Bindungsverhalten des Kindes allmählich zunimmt, wenn es einer Trennung von und Wiedervereinigung mit der Mutter in einer fremden Umgebung ausgesetzt ist. Ainsworth erwartete, dass das Kind während der Abwesenheit der Mutter und im Moment der Wiedervereinigung Bindungsverhalten zeigen wird. Die Qualität der Bindung wird am kindlichen Verhalten bei der Wiedervereinigung mit der Mutter gemessen und klassifiziert (vgl. Ainsworth et al. 1978). Beobachtet werden die Aspekte Nähe-Suchen, Kontakthalten, Widerstand gegen Körperkontakt und Vermeidungsverhalten sowie der Gesamteindruck des Kindes während der Testsituation (vgl. Brisch 1999b, 83f.).

Der Begriff Bindungsqualität beschreibt im Wesentlichen die vier nachfolgend dargestellten Bindungsmuster eines Kindes, wobei sowohl die Handlungsweisen des Kindes als auch seiner Bezugsperson Auswirkungen auf die Bindungsqualität haben (vgl. Bowlby 2010a):
– sichere Bindung (B-Typ)
– unsicher-vermeidende Bindung (A-Typ)
– unsicher-ambivalente Bindung (C-Typ)
– unsicher-desorganisierte Bindung (D-Typ) (vgl. Resch et al. 1999)

Bei den sicher gebundenen Kindern wird das Bindungssystem während des Testes deutlich aktiviert, sobald sich die Mutter entfernt hat (vgl. Fremmer-Bombik 2011). Das Kind lässt das Vermissen der Bezugsperson erkennen, es sucht die Nähe und zeigt Freude bei der Wiederkehr der Bezugsperson. Das Kind wendet sich schnell und zufrieden wieder dem Spiel zu und zeigt damit, dass es seine Bezugsperson als „sichere Basis" nutzen kann (vgl. Ainsworth et al. 1978). Die sichere Basis gewährt dem Kind psychische Sicherheit in belastenden und herausfordernden Situationen (vgl. Erhardt 2014, 184).

Das sicher gebundene Kind bringt Vertrauen in die Zuverlässigkeit und die Verfügbarkeit der Bindungsperson mit. Es kann zwischen der sicheren Basis und der Exploration pendeln. Verlässt die Mutter den Raum, wird sie vom Kind zwar vermisst, aber als noch verfügbar empfunden. Es sorgt sich erst ernsthaft, wenn die Mutter über eine längere Zeit den Raum nicht wieder betritt. Die Rückkehr der Mutter betrachtet das Kind als ein Zeichen ihrer Zuverlässigkeit (vgl. Fremmer-Bombik 1995, 114). Bei kleinen Kindern, die eine sichere Bindung aufweisen, ist zu erkennen, dass sie die Bezugsperson als eine verlässliche Basis ansehen, von der sie sich einerseits entfernen können, aber zu der sie andererseits auch jederzeit in bedrohlichen Situationen zurückkehren können und Schutz und Geborgenheit erfahren. Kinder, die schon etwas älter sind und eine solche Bindungsqualität aufweisen, wissen um die Verlässlichkeit ihrer Bezugsperson und können dieses auch in projektiven Situationen, beispielsweise bei Geschichten oder im Spiel, äußern (vgl. Gloger-Tippelt et al. 2009). Sicher gebundene Kinder zeigen ein adäquateres Sozialverhalten im Kindergarten und in der Schule, mehr Phantasie und positive Affekte beim freien Spiel, größere und längere Aufmerksamkeit, höheres Selbstwertgefühl und weniger depressive Symptome. In verschiedenen Studien zeigten sie sich offener und aufgeschlossener für neue Sozialkontakte mit Erwachsenen und Gleichaltrigen. Sicher gebundene Jungen zeigten mit sechs Jahren weniger psychische Auffälligkeiten als die unsicher gebundenen Jungen (vgl. Dornes 1993). 50 bis 60% nichtklinischer Stichproben gehören dieser Gruppe an (vgl. Ainsworth et al. 1978). Die Mütter sicher gebundener Kinder werden als sensibel, warm und zuverlässig in der Fürsorge beschrieben (vgl. Bischof-Köhler 1998, 335).

Bei den unsicher-vermeidend gebundenen Kindern lässt sich eine reduziertere Aktivierung des Bindungssystems beobachten (vgl. Fremmer-Bombik 2011). Das Kind lässt das Vermissen der Bezugsperson nur wenig oder gar nicht erkennen. Während der Wiedervereinigung ignoriert oder vermeidet das Kind die Mutter. Ein solches Verhalten des Kindes kann bedeuten, dass das Kind seine Eltern als nicht verfügbar erlebt. Dieses Muster wurde besonders bei Kindern von Müttern beobachtet, die wenig sensibel auf die Bedürfnisse ihres Kindes oder ablehnend auf das Bindungsverhalten des Kindes reagierten (vgl. Ainsworth et al. 1978). Kleinkinder dieses Bindungsmusters haben die Erfahrung gemacht, dass sie in bedrohlichen Situationen auf sich allein gestellt sind und keine besondere Fürsorge der Bezugsperson erfahren. Um dem unangenehmen Gefühl der Ablehnung zu entgehen, versuchen diese Kinder das Bindungsverhalten zu unterdrücken. Ältere Kinder vermeiden in Geschichten oder Spielen negative Gefühle und konzentrieren sich auf die Abläufe des Tagesgeschehens (vgl. Gloger-Tippelt et al. 2009). Diese Kinder haben die Erfahrung des Zurückgewiesenwerdens von ihrer Bezugsperson immer wieder erlebt. Um weitere schmerzvolle Zurückweisungen zu vermeiden, haben sie die Strategie der Vermeidung entwickelt, sodass sie nicht mehr die Zuwendung durch Trost und Nähe der Bezugsperson suchen (vgl. Fremmer-

Bombik 1995, 115f.). Bischof-Köhler (1998, 335) sieht in diesem Verhalten der
Kinder einerseits den Versuch, die Nähe der Mutter aufrechtzuerhalten und
andererseits den Wunsch vor ihr davonzulaufen. Durch Wegwendung möch-
ten sie ihre Angst und den Ärger den Müttern gegenüber nicht zeigen, um diese nicht noch mehr gegen sich aufzubringen. Die Mütter unsicher-vermeidend
gebundener Kinder versorgen ihre Kinder zwar zuverlässig, haben aber Probleme mit Nähe und Körperkontakt (vgl. Bischof-Köhler 1998, 335). Etwa 30%
nichtklinischer Stichproben sind dieser Gruppe zuzuordnen (vgl. Ainsworth
et al. 1978).

Bei dem unsicher-ambivalenten Bindungsmuster wird das Bindungssystem
noch stärker aktiviert als bei den sicher gebundenen Kindern (vgl. Fremmer-
Bombik 2011). Das Kind ist bei der Wiederkehr der Mutter zwar emotional
aufgewühlt und sehr auf diese fixiert, kann sich aber nicht trösten lassen. Das
Kind weint entweder passiv vor sich hin oder schreit wütend und kann sich
dem Spiel nicht wieder zuwenden (vgl. Ainsworth et al. 1978). Kinder mit dieser Bindungsqualität haben kein stabiles, feinfühliges Pflegeverhalten der Bezugsperson erfahren und sie können die Reaktionen der Bindungspersonen in
Trennungssituationen nicht einschätzen. In der mittleren Kindheit verdeutli-
chen Kinder in Geschichten oder im Spiel die Hilflosigkeit und Unsicherheit
der Personen, mit denen sie sich identifizieren. Sie sehen sich den schwierigen Situationen ausgeliefert, ohne irgendwo Schutz und Sicherheit suchen zu
können (vgl. Gloger-Tippelt et al. 2009). Diese Kinder erleben die Bezugspersonen als nicht berechenbar und können ihr Verhalten nicht voraussehen. In
der Testsituation sind sie schon durch die fremde Umgebung beunruhigt und
ihr Bindungssystem ist aktiviert. Daher suchen sie schon vor der Trennung
möglichst viel Kontakt und Nähe. Durch die langanhaltende Aktivierung ihres
Bindungssystems ist ihr Explorationsverhalten sehr eingeschränkt. Tritt dann
die Situation des Verlassenwerdens ein, fühlen sich die Kinder in der Erwar-
tung bestärkt, dass ihre Bezugsperson wieder nicht verfügbar ist. Sie haben
auch keine Gewissheit darüber, wann dieser Zustand beendet sein wird. Es
kann davon ausgegangen werden, dass bei der Wiedervereinigung diese Gefühle der Bedrohung noch stark nachschwingen und ein ambivalentes Verhalten in Gang setzen, das sich durch die schnelle, wechselnde Abfolge von Ärger
und Kontaktsuche kennzeichnet (vgl. Fremmer-Bombik 1995, 115). Der Er-
ziehungsstil dieser Bezugspersonen wird als zugewandt, aber auch als unbere-
chenbar beschrieben. Sie neigen dazu, häufig einzugreifen (vgl. Bischof-Köhler
1998, 335). Scheidt schildert, dass unsicher-ambivalent gebundene Kinder nach
Warren et al. (1997) im Jugendalter häufiger eine Angststörung aufweisen als
sicher gebundene Kinder (vgl. Scheidt 2012). Etwa 10 bis 15% nichtklinischer
Stichproben passen in dieses Muster (vgl. Ainsworth et al. 1978).

Die Kinder, die keinem der drei beschriebenen Muster zugeordnet werden,
wurden etwa 15 Jahre nach dem von Ainsworth et al. entwickelten Fremde-

Situations-Tests (vgl. Scheidt 2012), dem von Main und Salomon definierten unsicher-desorganisierten Bindungsmuster zugeordnet (vgl. Gloger-Tippelt et al. 2009). Die Kinder dieses Musters sind noch stärker ambivalent ihrer Mutter gegenüber als die unsicher-ambivalent gebundenen Kinder (vgl. Ainsworth et al. 1978). Desorganisierte Kinder zeigen bizarre Verhaltensweisen wie Erstarren aller Bewegungen, den Kopf gegen die Wand schlagen, in die Hände klatschen und andere Stereotypien. Es ist anzunehmen, dass die Bezugsperson für solche Kinder sowohl angstauslösend als auch sicherheitsstiftend ist. Im Alter von sechs Jahren kann bei diesen Kindern oft eine Rollenumkehr gegenüber der Bezugsperson auftreten (vgl. Hesse et al. 2002). Nur äußerst kleine normale Stichproben zeigen dieses Muster (vgl. Cicchetti et al. 1987). Es ist anzunehmen, dass die Bezugspersonen dieser Kinder selbst bindungsrelevante Probleme haben. Dies könnten beispielsweise eigene unverarbeitete Trauer, eigener Missbrauch oder andere traumatische unverarbeitete Erfahrungen sein, wodurch die Bezugsperson ihre Rolle nicht ausreichend adäquat wahrnehmen kann und die Kinder keine klaren Bindungsstrategien entwickeln können (vgl. Fremmer-Bombik 1995, 116f.).

> „Die desorganisiert-unsicher gebundenen Kinder erreichen mit sieben Jahren in einem nonverbalen Intelligenztest die niedrigsten Werte, hatten weniger Selbstvertrauen im Vergleich zu den sicheren und den unsicher-vermeidenden Kindern und erreichten schlechtere Schulnoten als die sicher gebundenen Kinder" (Schleiffer 2009, 50).

Bowlby beschreibt in seiner Bindungstheorie fast ausschließlich die Bindungsbeziehung zwischen der Mutter und dem Kind, da diese für ihn zu Beginn von höchster Bedeutung ist. „Es ist die Mutter, die das Kind füttert und pflegt, die es wärmt und tröstet." (Bowlby 2010b, 13). Diese einseitige Betrachtung der Bindungsbeziehung wird von Zimmermann und Grossmann et al. kontrovers diskutiert, da der Vater unzureichend erwähnt wird. Dieser spielt für die Bindung und Entwicklung des Kindes eine ebenso bedeutende Rolle wie die Mutter (vgl. Grossmann et al. 2011).

Die Kritik bezieht sich ebenso auf die einseitige Betrachtung, dass das feinfühlige Pflegeverhalten der Mutter zu einer sicheren Bindung beitragen kann und eine sichere Bindung einen Schutzfaktor für die Entwicklung des Kindes darstellt. Es existieren auch weitere Faktoren, die neben der Feinfühligkeit auf die Bindungsentwicklung einwirken. Ebenso ist eine sichere Bindung keine Garantie für eine positive Entwicklung des Kindes (vgl. Lind 2001).

Insgesamt kann gesagt werden, dass Bowlbys Bindungstheorie mit Sicherheit einige kritische Fragmente beinhaltet, die zum Teil an die heutige Zeit, in der Väter eine ebenso bedeutende Rolle spielen wie Mütter, angepasst werden müssen. In großen Teilen gilt sie jedoch noch immer als Grundlage zahlreicher Theorien.

Für Eltern entwickelte Main das „Adult Attachment Interview", ein Bindungsinterview für Erwachsene. Es erfasst die Einstellung eines Erwachsenen zu Bindungen (vgl. Grossmann et al. 2004). Main et al. erkannten, dass die elterlichen mentalen Repräsentationen der Bindungserfahrungen während ihrer eigenen Kindheit, ihre „inneren Arbeitsmodelle", einen entscheidenden Einfluss darauf haben, welche Art von Bindung ihr eigenes Kind zu ihnen entwickelt und welche soziale und emotionale Entwicklung das Kind durchlebt (vgl. van IJzendoorn 1995).

In diesem Zusammenhang lassen sich drei Muster erkennen:

1. Die Eltern von sicher gebundenen Kindern haben sehr oft eine flexible und aufgeschlossene Haltung gegenüber positiven und negativen Gefühlen und Erfahrungen.
2. Die Eltern von unsicher-vermeidend gebundenen Kindern haben zumeist eine defensiv-abweisende Haltung gegenüber negativen Erfahrungen und Emotionen und den starr wirkenden Wunsch, offensichtlich nachteilige Kindheitserfahrungen in ein gutes Licht zu rücken.
3. Die Eltern von unsicher-ambivalent gebundenen Kindern haben entweder eine wütende oder eine passive Haltung gegenüber negativen Bindungserfahrungen, die zum Ausdruck bringt, dass diese Erfahrungen die Eltern immer noch stark belasten (vgl. Steele et al. 2008).

Die Förderung der Familien-Bindung und die Entwicklung einer sicheren Bindung sind ein zentrales Anliegen meiner familienzentrierten Musiktherapie.

# Teil 2: Musiktherapeutisches Konzept für die prä-, peri- und postnatale Begleitung von Familien während einer Risikoschwangerschaft und nach einer Frühgeburt zur Förderung der familiären Bindung

Während meiner musiktherapeutischen Arbeit mit Risikoschwangeren, Frühgeborenen und kranken Neugeborenen in Münster und Essen habe ich meine eigene Arbeitsweise und Methodik entwickelt die ich an dieser Stelle in einem Konzept zusammenfasse und empfehle.

Meine Erfahrungen haben gezeigt, dass die Bindungsentwicklung während der Schwangerschaft, der Geburt und während der ersten Lebensmonate sehr verletzlich und durch viele Stressoren leicht zu irritieren ist. Jegliche Form von äußerer und innerer emotionaler Sicherheit für die Eltern und das Geschwisterkind während der Schwangerschaft, der Geburt und in der postnatalen Zeit fördert eine sichere Bindungsentwicklung. Durch vielfältige Komplikationen und Risikofaktoren, die prä-, peri- und postnatal auftreten können, kann die Angst das vorherrschende Gefühl der Eltern und des Geschwisterkindes sein. Wenn die Eltern und das Geschwisterkind große Angst erleben, wird ihr eigenes Bindungsbedürfnis aktiviert.

Während meiner Therapien habe ich oft erlebt, dass ängstliche Eltern und Geschwister in der Bindungsentwicklung zu ihrem Kind oder Geschwisterkind überängstlich, gehemmt oder hilflos reagieren. Meist können sie nur eingeschränkt die Signale ihres Kindes oder Geschwisterkindes wahrnehmen und interpretieren um angemessen zu reagieren. Auch Brisch und Hellbrügge beschreiben die Gefahr bei den Eltern, dass sie eigene ungelöste Affekte, besonders, wenn sie durch traumatische ungelöste Situationen wieder hervorgerufen werden, auf die Kinder projizieren (vgl. Brisch et al. 2003, 189f.).

Es gibt verschiedene Formen der Musiktherapie, die prä-, peri- oder postnatal eingesetzt werden können und sehr zum Abbau der Angst der Eltern und des Geschwisterkindes beitragen. Zudem werden die emotionalen, kognitiven und somatischen Entwicklungsprozesse des Neugeborenen gefördert. Mein Konzept richtet sich an Frauen, die in einer Partnerschaft leben, bereits mindestens ein Kind haben, als Risikoschwangere betreut werden und möglicherweise ein Frühgeborenes gebären. Sie werden prä-, peri- und postnatal mit Musiktherapie begleitet. Dabei spielt die Indikation und Schwere der Risikoschwangerschaft keine Rolle. Schon während der Risikoschwangerschaft beginne ich mit der Musiktherapie. Auch die Geburt kann, wenn dies von der Patientin und ihrer Familie gewünscht wird, musiktherapeutisch begleitet werden. Wird das Kind zu früh geboren, wird dieses und seine Familie auf einer neonatologischen Station weiter musiktherapeutisch betreut.

Nach der Entlassung aus der Klinik empfehle ich eine musiktherapeutische Nachsorge als Hausbesuch und eine Betreuung in einer Eltern-Baby-Gruppe für Frühgeborene. Wird der Fötus termingerecht geboren, befürworte ich ebenfalls eine postnatale musiktherapeutische Begleitung, die in Anlehnung an mein nachfolgendes Konzept der Musiktherapie mit Frühgeborenen und ihrer Familie gestaltet werden kann. Bei einer plötzlich auftretenden Frühgeburt ohne eine vorangegangene medizinische Behandlung durch eine Risikoschwangerschaft, kann mit der Musiktherapie in Abhängigkeit der Wünsche der Patientin peri- oder postnatal begonnen werden. Auch kann die Schwangerschaft, die nicht als Risikoschwangerschaft diagnostiziert wurde, nach dem dargestellten Konzept betreut werden.

Nach meinen Erfahrungen ist es das größte Ziel der musiktherapeutischen Begleitung, dass die Eltern die Schwangerschaft, die Geburt und die Nach-Geburtszeit möglichst angstfrei erleben können. Ein weiteres Ziel ist es, die Bindungssicherheit und Autonomie der Eltern zu stärken. Ich konnte beobachten, dass die musiktherapeutischen Begegnungen während der Schwangerschaft, der Geburt und unmittelbar danach der Förderung und Intensivierung der Eltern-Kind- und Geschwister-Bindung dienen, sodass sich das Frühgeborene in den ersten Lebensmonaten sozial, emotional, kognitiv und motorisch entwickeln kann. Eine sichere Bindung führt dazu, dass die Eltern Vertrauen in ihr Kind gewinnen und es nicht durch ängstliches Überbehüten oder ablehnende Vernachlässigung in seiner Entwicklung behindern.

# 6. Pränatal – Musiktherapie mit Risikoschwangeren und ihren Familien

## 6.1 Wirkung der pränatalen Musiktherapie

„Musik ist die pränatale Mutter." (Richard Parncutt, 2007)

Die Pränatalpsychologie geht von der Annahme eines „psychischen Lebens vor der Geburt" aus. Im Zusammenhang mit den „pränatal aktiven physischen Verhaltensweisen" entwickeln sich auch die psychischen Grundmuster des Menschen bereits im Mutterleib (Nöcker-Ribaupierre 2009).

Während meiner musiktherapeutischen Arbeit mit Schwangeren habe ich erfahren, dass die Musiktherapie für alle schwangeren Frauen eine Unterstützung sein kann und nicht zwingend eine Risikoschwangerschaft vorliegen muss. Die Einbindung des Vaters und des Geschwisterkindes in die Musiktherapie mit der Schwangeren stärkt die Bindung innerhalb der Familie und trägt zur Überwindung der Hilflosigkeit bei. Eine besondere Indikation für die musiktherapeutische Betreuung haben schwangere Frauen mit verschiedenen Stressreaktionen und Risikofaktoren, die in bestimmten Situationen oder einem langfristigen Klinikaufenthalt auftreten können. In vielen Fällen erschweren die in Kapitel 1.3 dargestellten Risikofaktoren der Mutter das Erleben der Schwangerschaft.

Die Komplikationen und Sorgen beginnen häufig schon in der mittleren Schwangerschaft durch vorzeitige Wehen und der dadurch bedingten Notwendigkeit zum wochenlangen Liegen und teilweise ebenso langen Krankenhausaufenthalten (vgl. Ruhlig 2004). Oft werden diesen Frauen über längere Zeit wehenhemmende Mittel verabreicht, die wiederum mit Nebenwirkungen einhergehen (vgl. Spätling et al. 2004). Meine musiktherapeutischen Einheiten ergänzen die stationäre Behandlung durch das Auffangen der Krisensituation, die Unterstützung der Bewältigung der Entwicklungsaufgaben von Mutter und Kind und der Familie und fördern den Aufbau einer sicheren Eltern-Kind-, Geschwister- und Familienbindung.

Risikoschwangere leiden verstärkt unter Ängsten eines Kindsverlustes oder einer Frühgeburt. Die psychische Prädisposition und die Schwangerschaftswoche sind ein wichtiger Faktor in der Stärke der Ängste (vgl. Kaufmann 2014, 19).

In der musiktherapeutischen Begleitung von Familien und ihrem heranreifenden Ungeborenen empfehle ich vorerst kurztherapeutische Methoden.

Das folgende Beispiel zeigt eine Mutter, bei der während der Schwangerschaft eine musiktherapeutische Betreuung indiziert gewesen wäre, um sich bereits vor der Geburt mit den eigenen Ängsten und Ambivalenzen auseinandersetzen zu können. Die Angstspannung hätte sich nicht auf die frühe Interaktion mit dem Baby übertragen müssen.

*„Eine Mutter stellte sich in der psychosomatischen Ambulanz wegen Schreianfällen ihres wenige Wochen alten Säuglings vor, die besonders nachts auftraten und die Mutter an den Rand der Erschöpfung und Verzweiflung gebracht hatten. Sie berichtete, daß sie in der Schwangerschaft aus Altersgründen eine pränatale Diagnostik hatte durchführen lassen. Ganz entgegen ihren eigenen Erwartungen ergab der Untersuchungsbefund der Chromosomen aus der Fruchtwasseruntersuchung einen abweichenden Chromosomensatz mit dem Verdacht auf ein später „behindertes Kind“. Die Mutter war entsprechend geschockt und voller Ängste, so daß sich der Geburtshelfer aufgrund dieser psychischen Situation der Mutter dazu durchrang, eine erneute pränatale Diagnostik durchführen zu lassen, diesmal allerdings nicht allein des Fruchtwassers, sondern des fetalen Bluts, das er aus einer Punktion der Nabelschnur gewonnen hatte. Der erneute Befund wurde in einem zweiten Labor untersucht und ergab einen komplett normalen Chromosomensatz mit der Voraussage eines „gesunden Kindes“. Die Mutter ging daher mit widersprüchlichen Ergebnissen durch die Schwangerschaft: Der eine Befund versprach ein normales Kind, der andere hatte vorhergesagt, daß die Mutter mit einem behinderten Kind rechnen müsse. Es ist leicht vorstellbar, welche Verunsicherung und welche Angst vor der Behinderung eines Kindes die Mutter während der Schwangerschaft erlebte. Bei der Videoaufnahme nach der Geburt, als die Mutter sich wegen eines Schreibabys vorstellte, zeigte sich dann, daß sie phasenweise für das Kind emotional nicht verfügbar war, besonders dann, wenn ihre Angst vor einer Behinderung aktiviert war und sie, mit Schmerz, Trauer und ängstlicher Skepsis stark affektiv belastet, ihr Kind untersuchte, um eventuell verborgene Anzeichen für eine Fehlbildung zu entdecken, die auf einen chromosomalen Schaden hätten schließen lassen können. Die Interaktionsdiagnostik ergab, daß der Säugling genau in solchen Phasen ebenfalls den Kontakt verlor, den Blick abwandte und bereits mit drei Monaten in einen tranceartigen Zustand geriet, der Ähnlichkeit mit einem dissoziativen Zustand hatte. Die psychotherapeutische Aufarbeitung der Angst, ein behindertes Kind zu haben, und der verschiedenen Informationen der pränatalen Diagnostik ermöglichte es, daß die Mutter sich emotional verfügbarer und konstanter auf die Beziehung und den affektivemotionalen Austausch mit ihrem Kind einlassen konnte. Ohne frühe postnatale psychotherapeutische Hilfestellung wäre es vermutlich, so kann man sich leicht vorstellen, zu einer gravierenden, langdauernden Störung der Interaktion von Mutter und Kind mit Schreiattacken des Babys gekommen; denn das Baby hatte vermutlich die emotional affektiven ängstlichen Spannungen der Mutter bereits psychosomatisch aufgegriffen“* (Brisch et al. 2007, 179).

Bei einem körperlich sehr instabilen Zustand oder in Fällen, wo keine sprachliche Verständigung möglich ist, sodass die auftretende emotional bewegende Wirkung der Musiktherapie nicht im Gespräch aufgefangen werden kann, liegt eine Kontraindikation für die Musiktherapie vor. Das heißt allerdings nicht, dass der Entspannung durch Musik eine sprachliche Barriere vorliegt. Günstig wirkt sich die Arbeit mit einer geeigneten Dolmetscherin aus (vgl. Nussberger 2014, 104). Da ich die Musiktherapie familienzentriert durchführe, sodass sie bindungsfördernd wirkt, wird die sprachliche Problematik auch meist durch weitere Familienmitglieder gebrochen. Dabei ist es wichtig, dass meine Haltung von Wertschätzung, Respekt, Empathie und Echtheit geprägt ist.

> „Offenbar ist im Menschen eine Ahnung vorhanden, dass Musik in Verbindung
> mit dem Beginn des Lebens steht." (Simon 2013)

Bei meiner musiktherapeutischen Arbeit mit Risikoschwangeren spielen Klangreisen, körperliche Selbsterfahrung, musikalische Tiefenentspannung, instrumentale Improvisation, gemeinsames Tönen und Singen von Liedern, das Erarbeiten und Singen individueller „Geburtslieder" oder „Lebensmelodien" für das ungeborene Kind eine große Rolle und bilden wie Janus definert, „eine Brücke zwischen den Welten" (Janus 2011).

## 6.2 Setting

Idealerweise führe ich die musiktherapeutischen Einheiten zwei- bis dreimal in der Woche ambulant oder stationär durch. Ich versuche, möglichst eine Therapieeinheit mit der Risikoschwangeren allein und eine Therapieeinheit mit der Risikoschwangeren, dem Vater des Ungeborenen und dem Geschwisterkind gemeinsam pro Woche zu arrangieren. Die Dauer der Therapieeinheiten ist vorher nicht planbar, da ich diese individuell auf die Schwangere, ihre Familie und die aktuelle Situation abstimme. Jede Therapieeinheit folgt einem ritualisierten Verlauf, um der schwangeren Frau, ihrer Familie und dem ungeborenen Kind Sicherheit zu geben. Eine wichtige Bedeutung kommt auch dem Ende meiner Sitzung zu, wo ich versuche, einen langsamen Übergang zurück in den Alltag zu schaffen. Die nachfolgend dargestellten zwei Phasen bilden einen Rahmen für meine musiktherapeutische Betreuung der Risikoschwangeren und ihren Familien. Erwähnen möchte ich, dass ich meine nachfolgend dargestellte Arbeitsweise auch bereits bei schwangeren Frauen ohne Risikofaktor angewendet habe. Auch diese Frauen haben die Musiktherapie genossen und dankend angenommen, was zeigt, dass auch schwangere Frauen ohne Risikofaktor nach meinem Konzept begleitet werden können.

Methodisch gesehen kommen in meiner Arbeit mit Risikoschwangeren und ihren Familien die Ebenen Körper, Musik und Sprache zum Tragen. Dabei stehen die Patientin und ihre Familie immer im Mittelpunkt. Die Sitzungen stimme ich individuell und indikationsspezifisch ab.

## 6.3 Phasen der pränatalen Musiktherapie mit Risikoschwangeren und ihren Familien

Auf der theoretischen Grundlage zur Wirkung pränataler Musiktherapie und unter Berücksichtigung der Individualität der Persönlichkeiten, Diagnosen und Risikofaktoren habe ich mein musiktherapeutisches Konzept in zwei prä-natale Therapiephasen aufgeteilt. Individuell verschieden ist der Stellenwert und der zeitliche Umfang der nachfolgend dargestellten zwei Therapiepha-sen. Ausschlaggebend bei der Durchführung jeder einzelnen Therapieeinheit ist mein Beobachtungsvermögen. Nur dadurch kann ich feststellen, wann der Übergang zu einer neuen Intervention und Therapiephase möglich und sinn-voll ist.

### 6.3.1 Erste Phase der pränatalen Musiktherapie

Die musiktherapeutische Arbeit mit Risikoschwangeren und ihren Familien ist ein sehr sensibles Arbeitsfeld, wo der Aufbau einer vertrauensvollen Bezie-hung zwischen der Therapeutin und der Risikoschwangeren und ihrer Fami-lie an erster Stelle steht. Die Stärkung des Vertrauens in den eigenen Körper, die Förderung der Körperwahrnehmung und das Abbauen von Ängsten sind wichtige Bestandteile für die schwangere Frau und ihre Familie in der ersten pränatalen Phase der Musiktherapie, da nur so eine sichere Bindung zu dem Ungeborenen aufgebaut werden kann. Ich habe zunehmend erfahren, dass die rezeptive Musiktherapie eine geeignete Methode dafür ist.

Eine Risikoschwangere beschäftigt sich gerade während ihrer empfohle-nen Ruhe mit verschiedenen Themen, wo die Sorge um den Fötus an erster Stelle steht. Das Schaffen einer angstfreien und angenehmen Atmosphäre ist ein wichtiger Bestandteil der ersten Phase der pränatalen Musiktherapie. Ich konnte immer wieder feststellen, dass der zentrale therapeutische Ansatzpunkt während dieser ersten Phase darin besteht, auf einer affektiven Ebene ein Ge-fühl von Wärme und Geborgenheit, aber auch von Sicherheit zu vermitteln. Durch das Schaffen einer angstfreien Atmosphäre lassen sich nicht nur psy-cho-physische Entspannungsprozesse erreichen, sondern auch grundlegende und für den weiteren Verlauf der Schwangerschaft wichtige Erlebnisphasen werden in Gang gesetzt. Über die beschützende Atmosphäre können das Ver-trauen zu sich selbst und die Bewältigung der Ängste erarbeitet werden.

Kaufmann hat ebenso die Erfahrung gemacht, dass die Musiktherapie der schwangeren Frau im Aushalten der Bettruhe Unterstützung, Motivation,

Verständnis und Raum gibt (vgl. Kaufmann 2014, 21), sodass die Schwangerschaft möglichst lange aufrechterhalten wird (vgl. Kaufmann 2014, 35).

In meinen musiktherapeutischen Sitzungen bekommt die Risikoschwangere Geborgenheit vermittelt, sodass sie die Diagnosen und Komplikationen besser verarbeiten kann. Mit musiktherapeutischen Mitteln rege ich den Ausdruck und die Kommunikation an, sodass diese als Ventil und als Gegenpol zur Passivität der Bettruhe dienen. Mein Verständnis und meine Empathie spielen dabei eine wichtige Rolle. Die soziale und familiäre Situation der Patientinnen ist oft nicht einfach. Sie vermissen ihren Partner und ihre Kinder. Daher ist das Einbeziehen des Vaters und des Geschwisterkindes des Ungeborenen in die Musiktherapie bedeutsam und fördernd für die familiäre Bindung.

Nach Kaufmann „darf von einer Wirkung der Musiktherapie im Sinne einer Reduktion von Angst und Depression ausgegangen werden" (Kaufmann 2014, 63). Psychische und physische Ressourcen können gefunden und gestärkt und belastende Themen und Ängste aufgefangen werden. Die Schwangere wird für eine körperliche und seelische Entspannung sensibilisiert (vgl. Nussberger 2014, 103). Die Risikoschwangeren haben mir mehrfach rückgemeldet, dass verschiedene Klangqualitäten zur Körperentspannung möglich sind. Warme, weiche, harmonische und Naturklänge haben ihren Erzählungen nach einen großen Entspannungseffekt. Die Kantele, Harfe oder Körpertambura sind sehr obertonreich und schwingen bereits bei geringer Berührung. Die Gongtrommel ist ebenfalls weit schwingend und gut einsetzbar. Zusätzlich setze ich die Sansula und die Klangschalen in der Musiktherapie ein. Die Schwangeren haben mir beschrieben, dass der Klang der Klangschale während der Schwangerschaft ein ganz besonderes Erlebnis ist. Nach meiner Erfahrung sind Frauen in dieser Zeit sensibler, haben eine hohe Wahrnehmungsfähigkeit und sind besonders empfänglich für die sanften Schwingungen und die wohltuenden, tief entspannenden Klänge der Klangschalen. Die Mutter kann sich in den Momenten der Entspannung gut auf das neue Leben einstimmen und es entsteht eine intensive Mutter-Kind-Beziehung, die dem Kind Geborgenheit, Sicherheit, Nähe, Wärme und Zuneigung gibt. Ein ruhiger oder lebendiger Rhythmus im 6/8-Takt, der an den Herzschlag und Atem angepasst ist, eignet sich sehr gut für die musiktherapeutischen Einheiten. Im Einatmen wird der Auftakt und im Ausatmen der betonte Schlag gespielt. Zur Entspannung eignen sich harmonisch gestaltete und fließende Melodien, die auf die Situation abgestimmt sind. Warme aufsteigende Melodien können Zuversicht vermitteln. Kinderlieder können ebenso hilfreich sein. Viele Patientinnen haben mir bestätigt, dass sie es genießen, sich durch die rezeptive Musiktherapie auf sich selbst und das Kind konzentrieren zu können.

## 6.3.2 Zweite Phase der pränatalen Musiktherapie

Bei vielen schwangeren Frauen erschweren die in Kapitel 1.3 dargestellten, körperlichen Erkrankungen und Risikofaktoren die Kontaktaufnahme zum eigenen Kind während der Schwangerschaft. Die Bestandteile der ersten Phase der pränatalen Musiktherapie führe ich in der zweiten Phase fort, baue sie aus und stärke sie. Hinzu kommen die Förderung und Unterstützung der Ausbildung einer sicheren und stabilen Familienbindung. Das ungeborene Kind ist auf die Beziehung zu seiner Familie angewiesen und darauf ausgerichtet. Die Mutter, der Vater und auch das Geschwisterkind können von Anfang an in Kontakt mit dem ungeborenen Kind treten und so eine innige Beziehung zu ihm aufbauen, indem sie mit ihm sprechen, ihm vorlesen, vorsingen und erzählen.

Nach Kaufmann ist die Beziehung zwischen Mutter und Kind auf physischer und psychischer Basis vorhanden (vgl. Kaufmann 2014, 27f.). Die Mutter-Kind-Wahrnehmung und die Mutter-Kind-Kommunikation werden durch die Musiktherapie gefördert und vertieft (vgl. Kaufmann 2014, 33). Diese Förderung der pränatalen Mutter-Kind-Bindung und der Mutter-Kind-Kommunikation kann sich positiv auf die postnatale Bindung und das Outcome des Neugeborenen auswirken (vgl. Kaufmann 2014, 63). Mit der Musik wird Kontakt mit dem Fötus aufgenommen. Durch meine induzierten Entspannungs- und Atemübungen kann sich der Fötus entspannen und Stress abbauen. Nach solchen Übungen konnte ich beobachten, dass sich der Bauch der Risikoschwangeren harmonischer, entspannter und weicher angefühlt hat, was die Frauen ebenso bestätigten.

Kaufmann hat ebenfalls festgestellt, dass Frühgeborene, die pränatal Musiktherapie erhalten, postnatal besser und schneller selbstständig atmen (vgl. Kaufmann 2014, 33).

Maiello weist auf die emotionale Qualität der intrauterinen Kommunikation hin, die wesentlich über die Stimme der Mutter stattfindet (vgl. Maiello 2003). Im Verlauf des Therapieprozesses können biografische Themen auftreten, die musiktherapeutisch vertieft werden können (vgl. Kaufmann 2014, 36). Die Stimme ist dabei von großer Bedeutung und ein wichtiges Instrument in der Musiktherapie mit Schwangeren, da sie Wärme, Halt, Klarheit, Liebe und Ruhe vermitteln kann. Die Singstimme wird so nah und intim wie eine körperliche Berührung erlebt (vgl. Nussberger 2014, 88).

Ich konnte beobachten, dass der Ausgangspunkt aller Sinneswahrnehmungen das Bewusstwerden von Eigenrhythmen und ein Hineinhören in die innere Umwelt des eigenen Körpers ist. Zudem habe ich erfahren, dass die Schwangeren ruhiger werden, wenn das Tempo des Gesangs an der Atmung oder dem Herzschlag orientiert wird.

Auch Nussberger konnte feststellen, dass allein der Gesang in Kombination mit der Atmung eine stark entspannende Wirkung für die Patientin haben kann (vgl. Nussberger 2014, 88). Bei gemeinsamen Therapieeinheiten mit der Mutter, dem Vater und dem Geschwisterkind kann über den Atem und über das Finden eines gemeinsamen Atemrhythmus eine einfache Form der Kommunikation hergestellt werden, die wiederum bindungsfördernd und sicherheitgebend wirkt. In diesem Zusammenhang merke ich an, dass die Art und Weise des Atmens einen hohen Ausdruckswert besitzt.

Lieder, Sprachspiele und Poesie gehören zu meinen Methoden in der Musiktherapie. Dabei improvisieren wir, sodass Körperwahrnehmung, imaginatives Musikerleben[28] und Stille[29] zum Tragen kommen. Das Lied gilt als vertrautes Ausdrucksmittel in der Musiktherapie als festes Element. Durch das Wiederholen wird Sicherheit vermittelt und eine stützende Wirkung erzielt.

Die Musiktherapie ist ebenfalls ein Angebot von auditiver und emotionaler Stimulation für das Kind (vgl. Nussberger 2014, 103). Nach meinen Beobachtungen machen die Verbindungen von Melodie und Text und von Emotion und Aussage die Lieder komplexer, aber leicht erfassbar. In der Therapie gestalten wir eigene persönliche Lieder oder drücken Worte auf spontan improvisierten Melodien aus. Das Singen von Liedern mit schwangeren Frauen hat hierbei die Funktion, den pränatalen Kontakt zum Kind zu fördern. Zudem kann es als Brücke zur Zeit nach der Geburt gesehen werden. Die in der Schwangerschaft gesungenen Lieder setze ich als vertrautes Element postnatal wieder ein.

Ich singe die Lieder auch als Rituale, beispielsweise als Begrüßungs- oder Abschiedslied. Das Summen einer Melodie ohne Worte dient dem Aushalten von Emotionen, der Selbstwahrnehmung und der Stärkung des Selbstbewusstseins. Kaufmann konnte während ihrer Arbeit feststellen, dass das Singen von Vokalen in Verbindung mit Atemübungen die Möglichkeit gibt, Körperräume wahrzunehmen und den Ton zusammen mit dem Atem in diese Richtung zu lenken (vgl. Kaufmann 2014, 41).

Die musiktherapeutische Improvisation hat sich sehr bewährt in meiner Arbeit mit Risikoschwangeren, da sie von der Patientin keine technisch-instrumentalen Fähigkeiten verlangt. Die Schwangeren können das Belastende, die Unsicherheit und die Angst für einen Moment in den Hintergrund treten lassen oder wandeln. Wir improvisieren frei, ohne explizite Vorgabe oder Abmachung oder regelgeleitet mit beziehungs-, themen- oder musikorientierten Spielregeln. Dabei nutzen wir verschiedene Vorgehensweisen. Ich spiele für die Patientin oder die Patientin spielt allein und ich höre aktiv zu. Zusätzlich

---

[28]   Imaginatives Musikerleben entsteht, wenn beim Zuhören oder beim Spielen von Musik innere Bilder auftauchen, die etwas über das seelische Befinden aussagen können. Auf diese Art können Themen verarbeitet und neue Perspektiven entwickelt werden. Es wird zwischen geführtem und freiem imaginativen Musikerleben unterschieden. In der geführten Form führt die Musiktherapeutin die Patientin verbal in die Bilderwelt hinein und begleitet sie mit Hinweisen und Fragen (vgl. Kaufmann 2014, 45).

[29]   Musikalisch gesehen ist Stille eine Pause, wo nicht musiziert wird. Wie auch Klang, ist Stille Schwingung, die nur für das äußere Ohr nicht hörbar ist (vgl. Kaufmann 2014, 46).

improvisieren auch die Schwangere und ich gleichzeitig miteinandern oder abwechselnd nacheinander.

Nach Nussberger kann das transnatale Lernen[30] des Kindes musiktherapeutisch gefördert werden (vgl. Nussberger 2014, 103). Die Effekte transnatalen Lernens sind eine wertvolle Hilfe zur Unterstützung der Bindung. In Verbindung mit dem Wohlgefühl der Mutter werden Erinnerungsspuren beim Kind gelegt, die postnatal zur Unterstützung der Selbstregulation des Säuglings genutzt werden (vgl. Nussberger 2014, 89). Der Mensch ist in seinem Lebensgefühl und seinen Lebenswünschen durch vorgeburtliche Erfahrungen geprägt (vgl. Kaufmann 2014, 30).

Eine angemessene psychische Vorbereitung auf die Geburt erfolgt bei mir ebenfalls in der zweiten Phase, da diese einen entscheidenden Einfluss auf den Verlauf der Geburt und das Erleben der Geburt hat.

Denn sowohl bei Frühgeburtlichkeit wie auch bei Übertragung kann es zu erheblichen Störungen im Geburtsverlauf und dem Geburtserleben kommen (vgl. Gloger-Tippelt 1988, 89). Mit der Musik können die Eltern schon während der Schwangerschaft eine empathische Grundhaltung zu ihrem Kind aufbauen und im Falle einer bevorstehenden Kaiserschnittentbindung mit ihm Kontakt aufnehmen, um es auf dieses Ereignis vorzubereiten und ihm die Kontinuität der Beziehung zu versichern.

---

[30]    Der Fötus kann pränatale Erfahrungen nach der Geburt anwenden (vgl. Nöcker-Ribaupierre et al. 2012, 26). Dieser Langzeiteffekt fetaler sensorischer Erlebnisse wird als transnatales Lernen bezeichnet (vgl. Jorch 2013, 66).

# 7. Perinatal – Musiktherapie während einer Frühgeburt

Die Eltern erleben mehr Sicherheit während der Geburt ihres Kindes, wenn ihnen eine Bezugsperson zur psychischen Akutversorgung zur Seite steht. Meine musiktherapeutische Betreuung ist emotional ausgerichtet, wodurch ich in keiner Weise für die Geburt und die medizinische Versorgung der Mutter und des Kindes zuständig bin.

Der Geburtsvorgang wirkt sich auf die spätere psychische Entwicklung des Kindes aus. Bereits in der Anfangszeit der Psychoanalyse wurde das Geburtstrauma als Ursache eines angstvollen Erlebens der Geburt für spätere Fehlentwicklungen wie Angst und Neurosehaltungen beschrieben. „Bereits vor und während der Geburt und in den ersten Wochen werden Mutter und Kind als eine aufeinander bezogene, sich physisch und emotional gegenseitig beeinflussende Zweiheit gesehen" (Maiello 2003). „Die perinatale Zeit entspricht psychoanalytisch der Zeit der ersten Trennung" (Janus 2011).

Meine Erfahrungen haben gezeigt, dass es wichtig ist, diese perinatalen Erlebnisse musiktherapeutisch zu begleiten. Auch Nussberger beschreibt, dass ungünstige Faktoren in der Schwangerschaft, die Interaktionsstörungen und Bindungsstörungen begünstigen, aber durch unterstützende Maßnahmen in der Akutsituation perinatal aufgefangen werden können (vgl. Nussberger 2014, 79). Klänge und Schallwellen, die beispielsweise durch Gong-, Klangschalen- oder Monochord-Behandlungen erzeugt werden, bieten nach meiner Erfahrung eine gute Möglichkeit der perinatalen musiktherapeutischen Begleitung.

Forschungsergebnisse zeigen, dass aktive und rezeptive Musiktherapie eine Minderung der Angstwerte und eine Minderung des Schmerzempfindens in der ersten Phase der Wehen erzielen. Nach Podder konnten positive Auswirkungen auf die Wehendauer, Schmerzmedikation, Geburtskomplikationen, Geburtsverletzungen sowie ein besserer Zustand der Säuglinge nachgewiesen werden (vgl. Podder 2007, 161).

Die Geburt wird heutzutage in Deutschland bei etwa jedem dritten Kind nicht durch den Geburtskanal, sondern durch den Kaiserschnitt vollzogen. Der Kaiserschnitt ist heutzutage der häufigste perinatal-operative Eingriff. Seine Besonderheit ist, dass er die einzige Operation ist, die nicht an einer, sondern an zwei Personen durchgeführt wird. Mit weitreichenden Konsequenzen für beide Beteiligten. Für die Mutter bedeutet er, dass sie körperlich nicht mehr unversehrt ist und fortan mit einer Narbe und manchmal auch mit psychischen Verletzungen leben muss. Für das Kind aber ist der Kaiserschnitt mehr als nur eine Operation, denn es ist seine Geburt. Kompliziert wird das Thema Kaiserschnitt dadurch, dass durch die Mutter und das Kind zwei Personen unmittelbar betroffen sind und mit dem Vater meistens noch eine dritte (vgl. Nunold 2013, 4).

Der Hörsinn hat eine besondere Bedeutung in der perinatalen Entwicklung des Menschen. Decker-Voigt weist darauf hin, dass „unser Fühlen, Denken und Handeln (...) ein Leben lang eng verbunden mit unserem Hören und Wahrnehmen vor der Geburt" sind und das Verständnis für diese vorgeburtlichen Prägungen „Schlüssel und Leitfaden für die Bewältigung von Lebenskrisen" sein können (vgl. Decker-Voigt 1999). Wie ich bei meiner Arbeit mit Kindern erlebe, eignet sich Musik sehr gut als Medium des Hörens für die Behandlung von Konflikten und Störungen, die im Zeitraum um die Geburt herum ihren Ursprung haben, wie es beim Kaiserschnitt der Fall ist. Dem durch einen Kaiserschnitt geborenen Kind fehlt die körperliche Stimulation, die während einer natürlichen Geburt stattfindet. Eine anschließende postnatale musiktherapeutische Betreuung kann hierbei unterstützend wirken.

# 8. Postnatal – Musiktherapie mit Frühgeborenen und ihrer Familie

Mein Konzept bezieht sich auf die musiktherapeutische Betreuung von Frühgeborenen und ihren Familien zur Förderung der familiären Bindung. Es ist auch auf reife und kranke Neugeborene anwendbar und beginnt direkt nach der Entbindung auf der neonatologischen Intensivstation, Geburtsstation oder ambulant zu Hause. Möglicherweise hat die Betreuung bereits prä- oder perinatal begonnen. Ich begleite ebenfalls Kinder, die aus der Klinik entlassen sind und empfehle diese musiktherapeutische Weiterbetreuung.

Wie in Kapitel 1.1 beschrieben, gelten zwar alle vor Vollendung der 37. Gestationswoche geborenen Kinder als frühgeborene Kinder, eine Einschätzung der (Un-)Reife und ihrer Konsequenzen hinsichtlich akuter und chronischer Morbidität kann aber nur über zusätzliche Reifeindikatoren und durch die Einteilung des Kindes in die bestimmte Gewichtsklasse erfolgen. Daher gestalte ich die Therapien bei jedem Kind individuell, egal mit welchem Gestationsalter es geboren wurde. Für den therapeutischen Kontext ist der momentane Zustand des Kindes von großer Bedeutung.

Risikoschwangere werden während und nach der Geburt auf einer neonatologischen Station betreut. Direkt nach der Geburt eines Frühgeborenen sind die Eltern oft überfordert mit dieser Situation. Ich begleitet die gesamte Familie, was allen Familienmitgliedern Sicherheit gibt. Die Überforderung durch das zu früh geborene Kind zeigt sich bei den Eltern meist in einer blockierten Handlungsfähigkeit. Daher unterstütze ich die Eltern mit der Stimme oder durch Berührung in der Kontaktaufnahme zu ihrem Kind. Nach meiner Erfahrung sind die Eltern sehr dankbar für die musiktherapeutischen Interventionen, da auch sie Anregung und Stimulation in der Musiktherapie erleben, die sich wiederum positiv auf das Kind auswirken können. Die Musik dient dem Frühgeborenen als Brücke vom pränatalen zum postnatalen Erleben und als Wiedererkennungselement nach der Trennung von der Mutter. Auch termingerechte Neugeborene werden durch Musiktherapie in ihrem Entwicklungsprozess unterstützt.

## 8.1 Musiktherapie auf der neonatologischen Station

Die Musiktherapie mit Frühgeborenen auf der neonatologischen Intensivstation beruht auf 35 Jahren klinischer Praxis und Forschung, auf zunehmendem Wissen über die Entwicklung frühgeborener Kinder und die physiologischen Reaktionen auf Musik (vgl. Nöcker-Ribaupierre 2015, 106). Extreme Fortschritte in der Neugeborenen-Medizin in den letzten 30 Jahren haben zu einer Veränderung der Zielsetzung in der Behandlung auf der Neugeborenen-Intensivstation geführt. Es geht nicht mehr vorrangig darum, das Überleben des Frühgeborenen zu sichern, sondern ausgeprägte Behinderungen zu vermeiden und eine weitgehend normale Hirnentwicklung zu ermöglichen (vgl. Fischer et al. 2003, 17). Die medizinische Versorgung der frühgeborenen Babys konnte in den letzten Jahren dennoch so stark verbessert werden, dass ein Überleben ohne tiefgreifende gesundheitliche Folgen für immer unreifer geborene Kinder möglich ist.

Die Musiktherapie ist ein sich ständig weiterentwickelndes und empirisch untermauertes Feld. Im 20. Jahrhundert wurde noch überwiegend rezeptive Musiktherapie angeboten (vgl. Haslbeck 2014, 171). Während der letzten Jahre wurde das rein rezeptive musiktherapeutische Arbeiten von aktiven und interaktiven Ansätzen abgelöst (vgl. Nöcker-Ribaupierre 2015, 113), wo zunehmend eine Einbeziehung der ganzen Familie und dem stationären Umfeld stattfindet (vgl. Haslbeck 2014, 171). Somit handelt es sich heute zumeist um rezeptive und aktive Musiktherapie (vgl. Nöcker-Ribaupierre 2015, 107). Durch das Einbeziehen der Eltern werden diese ermutigt, aktiv für ihr Kind zu musizieren. Studien haben gezeigt, dass diese Erweiterung positive Auswirkungen auf die Eltern hat und ihnen hilft, besser mit ihren Sorgen und Ängsten umzugehen. Die elterliche Stabilität, das Selbstvertrauen und das Wohlbefinden werden gestärkt (vgl. Nöcker-Ribaupierre 2015, 113). Cevasco und Shoemark beziehen bei ihrem Ansatz neben den Eltern teilweise auch die Geschwister mit in die Therapie ein, sprechen aber von einer Therapie für stabile Kinder über 32 Wochen (vgl. Nöcker-Ribaupierre 2015, 111).

Die rezeptive Musiktherapie stimuliert das Frühgeborene mit intrauterinen Klängen, der Mutterstimme und Wiegenliedern. Die Multimodale Stimulation nach Standley, die „Medical Music Psychotherapy" nach Loewy und die „Environmental Music Therapy" nach Loewy sind Bestandteile der aktiven Musiktherapie. Die Schöpferische Musiktherapie mit Frühgeborenen und ihren Eltern nach Haslbeck, „Breathing Bear" und „Pacifier-Activated-Lullaby" nach Standley zählen zu den interaktiven Methoden (vgl. Haslbeck 2013, 43).

Während meiner Therapien arbeite ich aktiv und interaktiv nach der Methode „Creative music therapy in the NICU" nach Friederike Haslbeck. Diese Form der Musiktherapie entspricht der Schöpferischen Musiktherapie. Die Schöpferische Musiktherapie mit Frühgeborenen und ihren Eltern nach Haslbeck fundiert auf den Grundlagen der Nordoff/ Robbins Musiktherapie und der Musiktherapie mit Komapatienten. Sie setzt bei den individuellen Bedürfnissen der Frühgeborenen und ihren Eltern an. Dabei gilt das Ziel, das Kind zu stabilisieren, zu beruhigen und anzuregen und die Eltern zu stärken. Der in Kapitel 5.2.3 beschriebene Beziehungsaufbau der Eltern zu ihrem Kind und des Geschwisterkindes zu seinem zu früh geborenen jüngeren Geschwisterkind spielen dabei eine entscheidende Rolle.

Wurde die Patientin und ihre Familie bereits als Risikoschwangere auf der Pränatalstation oder während der Geburt musiktherapeutisch betreut, führe ich den Therapieverlauf fort und knüpfe an die pränatale und perinatale musiktherapeutische Arbeit an. Ansonsten beginne ich die Musiktherapie mit dem Frühgeborenen, seinen Eltern und seinem Geschwisterkind auf der neonatologischen Station.

Eine risikoschwangere Frau und ihr Kind erleben durch eine Frühgeburt schwierige Startbedingungen nach der Geburt. Wenn die Bedingungen der Schwangerschaft und der Geburt nicht gut verlaufen, kann eine Hilfestellung durch eine postnatale Musiktherapie der Gefahr entgegenwirken, dass durch die permanenten Ängste der Mutter und des Vaters auch beim Säugling ein hohes Erregungsniveau entsteht und sich daraus emotionale Störungen entwickeln. Diese können sich besonders während des ersten Lebensjahres als Irritationen in der Bindungsbereitschaft der Eltern und der Bindungsentwicklung des Kindes zeigen.

Musik oder musikalische Elemente von Sprache, die den hörbaren Bereich zwischen pränatalen Erfahrungen und frühkindlichen Bedürfnissen aufnehmen und weiterführen, sind nach Nöcker-Ribaupierre sehr geeignet, die technische Umgebung einer Intensivstation zu harmonisieren, Kontinuität und Geborgenheit zu vermitteln oder Brücken zwischen der Zeit im Mutterleib, auf der Intensivstation und später zu Hause zu schlagen (vgl. Nöcker-Ribaupierre 2007a, 5).

Die stationäre Musiktherapie gestalte ich individuell nach der körperlichen Verfassung und den Bedürfnissen der Patienten. Meist ist bei der ersten Sitzung nicht absehbar, wie viele Sitzungen stationär stattfinden sollen bzw. können. Die musiktherapeutischen Sitzungen mit dem Frühgeborenen beginne ich nach Bedarf oder auf Anfrage des neonatologischen Teams. Die Übergabe erfolgt durch die Ärzte und Pflegenden. Eine weitere Voraussetzung für den Beginn der Therapie ist ein stabiler Zustand des nicht sedierten Frühgeborenen.

Das Frühgeborene, seine Eltern und das Geschwisterkind begleite ich idealerweise während des gesamten stationären Klinikaufenthaltes. Dabei biete ich für jede Familie je nach zeitlichen Möglichkeiten der Familie folgende Therapieeinheiten an:

Musiktherapie mit:
- dem Frühgeborenen
- der Mutter
- dem Vater
- den Eltern
- dem Geschwisterkind
- dem Frühgeborenen und seinem Geschwisterkind
- dem Frühgeborenen und seinen Eltern
- dem Geschwisterkind und seinen Eltern
- der gesamten Familie

Aus organisatorischen Gründen ist es nicht immer möglich, alle Therapieein-heiten mit der jeweiligen Familienkonstellation in regelmäßigen Abständen durchzuführen. Während der Therapieeinheit mit den Eltern und während der Therapieeinheit mit dem Frühgeborenen und seinen Eltern muss eine Betreu-ungsmöglichkeit für das Geschwisterkind bestehen, was nicht immer umsetzbar ist. Ebenso sind nicht immer beide Elternteile gleichzeitig auf der Station, sodass an dieser Stelle auch eine Therapieeinheit mit dem Vater oder der Mutter allein beziehungsweise mit dieser Person und dem Frühgeborenen stattfinden kann. Dies kann auch der Fall sein, wenn es keine Betreuungsmöglichkeit für das Ge-schwisterkind gibt.

Das Frühgeborene erhält zwei bis drei wöchentliche Therapieeinheiten von maximal 20 Minuten. Dabei versuche ich mindestens eine wöchentliche The-rapieeinheit mit dem Frühgeborenen, seinem Geschwisterkind und mindestens einem Elternteil zu organisieren. Meine Erfahrungen haben gezeigt, je häufi-ger gemeinsame Therapien stattfinden und je mehr Familienmitglieder ersten Ranges anwesend sind, desto effektiver ist die Bindungsentwicklung. Je häufiger Einzeltherapien stattfinden, desto individueller können die Gedanken, Gefühle und Ängste der einzelnen Familienmitglieder musiktherapeutisch aufgefangen werden. Zur Entwicklung eines positiven Therapieprozesses sind regelmäßige, in kurzen Abständen stattfindende musiktherapeutische Einheiten förderlich.

### 8.1.1 Musiktherapeutische Einheit mit dem Frühgeborenen

Frühgeborene sind primär nicht krank, sondern unreif und brauchen Unterstüt-zung und Zeit, um zu wachsen (vgl. Nöcker-Ribaupierre 2007a, 2). Die Musik-therapie dient als Interaktionsangebot, als elementare Kommunikationsform und zur individuellen Entwicklungsförderung des Kindes (vgl. Haslbeck 2013, 39).

Das Frühgeborene ist weder körperlich noch emotional auf das Leben nach der Geburt vorbereitet (vgl. Nöcker-Ribaupierre et al. 2004, 43).

> „Frühgeborene Kinder sind einem doppelten Trauma ausgesetzt. Sie verlieren nicht nur vor der Zeit ihre pränatale Umgebung, sondern der nachgeburtliche Aufenthaltsort, der Inkubator, hat nichts mit dem bergenden Ort gemeinsam, der normalerweise das Neugeborene empfängt, bestehend aus den mütterlichen Ar-men und Augen, aus ihrer Stimme, ihrem Geruch und ihrer Brust. Jedes Neuge-borene verliert das rhythmische Rauschen des mütterlichen Bluts in ihren Adern, den Herzschlag und ihren Atemrhythmus, aber das Frühgeborene verliert auch die Mutterstimme, an deren Stelle mechanische Geräusche und elektronische Si-gnale treten" (Maiello 2003).

Das Frühgeborene reagiert sehr empfindlich auf die Umgebungsreize, da die Be-reiche im Gehirn, die für eine kontrollierte Hemmung und Dämpfung zuständig sind, noch unterentwickelt sind (vgl. Nöcker-Ribaupierre et al. 2004, 44).

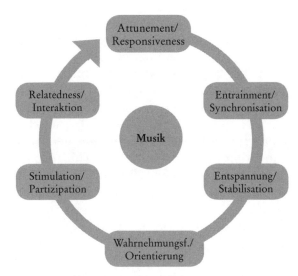

**Abb. 8:** Mit schöpferischer Musiktherapie aus der Isolation in die Interaktion und aus der Anspannung in die Wahrnehmungsförderung (nach Haslbeck 2013, 48).

Die Musiktherapie mit dem Frühgeborenen beginne ich in Abhängigkeit von seinem aktuellen Entwicklungsstand und seiner momentanen medizinischen Befindlichkeit, unabhängig vom Alter. Die Therapieeinheiten orientiere ich an den Bedürfnissen des Frühgeborenen.

Bevor ich mit der Therapie beginne, nehme ich mir ausreichend Zeit für Vorbereitungen und das Desinfizieren der Hände. Meine Musiktherapien beruhen auf der basalen Stimulation. Die Arme am Bettrand oder Inkubator aufgestützt, begrüße ich das Kind durch meine Sprache und eine Initialberührung. Diese Initialberührung geschieht nacheinander mit beiden Händen, entweder am Kopf und am Fuß oder am Kopf und auf der Brust, um den Atemrhythmus des Kindes zu spüren. Meine Berührung ist sehr vorsichtig, aber großflächig und eindeutig. Ich gebe dem Kind Zeit, damit es nachspüren kann. Mit der Berührung erhält das Kind eine Stütze und ihm wird Halt und ein Rahmen gegeben. In der Selbsterfahrung vor der Praxisphase meiner Fortbildung „Musik als Therapie auf der Frühgeborenenstation" bei Friederike Haslbeck und Monika Nöcker-Ribeaupierre am Freien Musikzentrum in München konnte ich erfahren, wieviel Entspannung allein diese Initialberührung hervorruft. Ich konnte spüren, wie geschützt ich plötzlich dalag. Das liegen mit geschlossenen Augen ohne diesen Schutz war sehr verunsichernd.

Haslbeck beschreibt, dass die Musiktherapie eine adäquate Stimulation und ein Kontaktangebot bietet und zur Wahrnehmungsförderung, Entwicklungsförderung und Saug- und Schluckförderung dient, um eine Reizarmut zu verhindern (vgl. Haslbeck 2013, 42). In meiner musiktherapeutischen Arbeit orientiere ich mich an dem oben dargestellten Schema (Abb. 8, nach Haslbeck).

Wie dort dargestellt, spielt Responsiveness eine große Rolle in der Therapie mit Frühgeborenen. Eine durchgehende und achtsame Beobachtung der kindlichen Response und der physiologischen Reaktionen des Kindes muss nach Nöcker-Ribaupierre über die Monitore durch die Musiktherapeutin gewährleistet sein (vgl. Nöcker-Ribaupierre 2015, 112). Somit kann ich die Atmung, die Sauerstoffsättigung und den Herzschlag während der Therapieeinheit kontrollieren. Nichtstun, Beobachten und Zeit geben sind dabei von großer Bedeutung, da ein zu schneller Beginn mit den Therapieeinheiten zu einer Überforderung führen kann. Auch das Therapieziel, die gestressten Kinder zu entspannen und sie in ihrer Selbstregulation zu unterstützen, kann ich somit besser verfolgen. Außerdem benötigen die Frühgeborenen aufgrund ihrer Unreife mehr Zeit, um Sinneswahrnehmungen zu verarbeiten, weshalb ich die Therapie langsam und mit vielen Pausen gestalte. Frühgeborene sind oft übersensibel und feinfühlig. Sie sind schnell überfordert, schließen die Augen und ziehen sich von der Welt zurück. Meine Herausforderungen liegen darin, die Grenzen zu akzeptieren und mich auf das Kind und die Umgebung einzustimmen (Attunement). Mit Rhythmen kann ich die Gesten und die Mimik des Kindes aufnehmen (Entrainment). Meine Therapieeinheiten folgen einem ritualisierten Ablauf. Die Ritualisierung bei steter, individueller Nachregulation ist ein wichtiger Bestandteil der Musiktherapie mit Frühgeborenen. Zudem versuche ich, die Töne und Rhythmen synchron zu den Ausdrücken, dem Atemrhythmus, der Mimik und der Gestik des Frühgeborenen darzubieten (Synchronisation). Dafür sind das Beobachten, Lesen und Deuten der sich ständig verändernden Bedürfnisse des Kindes von großer Bedeutung. Meine Therapien bestehen aus improvisiertem, kindgerichtetem Singen. Zuerst lasse ich einzelne Töne erklingen, gefolgt von Tonfolgen. Durch meine Hand auf der Brust kann ich den Atemrhythmus spüren. Auf diesem Rhythmus singe ich einzelne Töne oder kurze Tonfolgen. Nach Haslbeck (2014) ist eine Therapie von „decrescendo und ritardando sowie von einem konstanten, einfachen und ruhigen Melodiefluss" geprägt (Haslbeck 2014, 173f.). Auch ich konnte beobachten, dass das Halten langer Noten auf der Tonika hilft, die Kinder zu beruhigen. Dabei ist es wichtig, auf Vitalitätszeichen des Kindes zu reagieren. Entsprechend des jeweiligen Gesundheits- und Reifezustandes des Kindes weite ich die Tonfolgen aus und führe ein Begrüßungs- und Abschiedslied als Rahmen der Intervention ein. Diese Lieder komponieren und improvisieren wir in den Therapieeinheiten mit den Eltern oder mit dem Geschwisterkind in Melodie und Text frei. Im weiteren Therapieverlauf gehe ich in Kinder- und Wiegenlieder über bis hin zur Anwendung einer kleinen Leier oder Sansula.

Nöcker-Ribaupierre schildert, dass beruhigende Musik und rhythmische Stimuli die Gehirnaktivität anregen, die neurophysiologische Organisation und Regulation unterstützen und dem Frühgeborenen beruhigende Erfahrungen mit signifikanten physiologischen Auswirkungen vermitteln können (vgl.

Nöcker-Ribaupierre 2015, 115). Auch nach Blank und Adamek fördert Singen die frühkindliche gesunde Hirnentwicklung. Neurophysiologisch gesehen, sterben die bei der Geburt angelegten Verbindungen im Gehirn irreversibel ab, insofern sie bis zu einem bestimmten Zeitpunkt nicht genutzt werden (vgl. Blank et al. 2010, 27). Der gleichmäßige Rhythmus wird bereits, wie in Kapitel 3.2 beschrieben, intrauterin durch den mütterlichen Herzschlag gehört. Wiegen- und Schlaflieder pulsieren im Tempo des Herzschlags, wodurch sie nach Nöcker-Ribaupierre und Zimmer Sicherheit und Verlässlichkeit geben und als beruhigend und wohltuend empfunden werden (vgl. Nöcker-Ribaupierre et al. 2004, 42).

Im Anschluss an jede Therapiesitzung dokumentiere ich diese in einem Sitzungsprotokoll und fertige eine Verlaufsbeschreibung an. Diese Dokumentation und Auswertung des Therapieverlaufs und der Austausch mit den Eltern und im multidisziplinären Team gehören ebenso zu meinen Aufgaben als Musiktherapeutin.

Frühgeborene sind oft übersensibel und reagieren auf zarte Berührungen mit Weinen. Sie brauchen eine Ansprache. Das richtige Maß und den richtigen Tonfall zu finden, um die Kleinen mit der Welt vertraut zu machen und ihnen zu zeigen, dass sie gut und liebevoll versorgt werden, hilft dem Frühgeborenen, sich für den Kontakt mit ihrer Umwelt zu öffnen. Die Musiktherapie wird von mir für jedes einzelne Kind vorbereitet und durchgeführt und ist keine Musikbeschallung des ganzen Intensivraumes. Dies wäre viel zu laut für die Frühgeborenen und berücksichtigt nicht deren Individualität. Auch Nöcker-Ribaupierre befürwortet eine Einwirkung auf das Frühgeborene mit musikalischen Mitteln zur Stabilisierung. Sie rät von Klängen in Form von Dauerberieselung ab, da eine Überstimulierung genauso schädlich ist wie eine Deprivation[31] (vgl. Nöcker-Ribaupierre 2007c, 10).

Nöcker-Ribaupierre betont ebenso, dass gerade in solch einer Extremsituation ganz besonders darauf geachtet werden muss, was jedem einzelnen Frühgeborenen gut tut (vgl. Nöcker-Ribaupierre 2007b, 43f.).

Das intrauterine Klangspektrum geht durch die Frühgeburt abrupt verloren. Das Kind muss sich schnellstmöglich dem lärmenden in Kapitel 5.1 beschriebenen Geräuschpegel auf der Intensivstation anpassen. Vor allem die Melodie und der Klang der Mutterstimme und die Klänge des Organismus fehlen dem Kind. Nach Nöcker-Ribaupierre et al. (2004) „erinnert im Inkubator nichts mehr an die verlorene akustische Umwelt des Mutterleibes". Um die in Kapitel 5.1 dargestellte Überreizung des Frühgeborenen zu vermeiden, isoliere ich den Lärm der Umgebung mit meiner Musiktherapie, sodass sich das Kind beruhigen und entspannen kann. Ich konnte beobachten, dass es zu einer Stabilisation physiologischer Parameter kommen kann.

---

[31] Mangel an Außenreizen

Wenn medizinische oder pflegerische Maßnahmen durchgeführt werden, führe ich keine Musiktherapien durch, damit das Frühgeborene keinen Zusammenhang zwischen dem Schmerz und der Musik herzustellen lernt.

Bei der in Kapitel 5.2.3 dargestellten Bindungstheorie von Bowlby spielt die Feinfühligkeit eine wichtige Rolle. Die Bindungsperson nimmt dabei Bindungssignale des Kindes wahr und reagiert direkt und angemessen darauf. Das feinfühlige Handeln setzt allerdings voraus, sich in die affektiven und kognitiven Prozesse des Kindes hineinzuversetzen. Auch ich bilde eine „sichere Basis" für das Frühgeborene und gehe feinfühlig und zuverlässig auf die Signale und Impulse des Kindes ein.

Die von Nöcker-Ribaupierre (2015) zusammengefassten Folgerungen für die Praxis gelten auch für meine musiktherapeutische Arbeit mit dem Frühgeborenen, seinen Eltern und seinem Geschwisterkind:

1. Umfassendes Wissen über die normale fetale und neonatale Entwicklung, den Einfluss einer zu frühen Geburt und die Entwicklung des Kindes, sowie über die Stressresponse frühgeborenes Kinder (Shoemark 2012).
2. Wissen um die Fähigkeiten des Kindes, auf musikalische Parameter auf physiologischer, verhaltens- und psychologischer Ebene zu reagieren und zu antworten (Hanson-Abromeit et al. 2008).
3. Verständnis des physiologischen und emotionalen Einflusses einer NICU[32]-Umgebung auf Kind, Eltern und Pflegepersonal (Shoemark 2012).
4. Verständnis um die potentielle emotionale Belastung und das Trauma, die eine zu frühe Geburt für die Mutter, die Eltern bedeutet, sowie musikpsychotherapeutische Fachkenntnisse, sie im Gespräch oder mit musiktherapeutischen Interventionen zu unterstützen (Nöcker-Ribaupierre 1995, Stewart 2009a, Stewart 2009b, Zimmer 2012).
5. Wissen darum, wie Stimme und Instrumente in der Umgebung einer NICU angemessen eingesetzt werden können, um optimal zu wirken und wie sie eingesetzt werden sollen, um Überstimulation zu verhindern.
6. Spezialisierte musikalische, besonders stimmliche Fähigkeiten, um damit die Bedürfnisse des Kindes in stressvollen Situationen zu erreichen und die Entwicklung des Kindes zu unterstützen, zu halten und zu steigern.
7. Fertigkeiten, die Eltern in musikalische Aktivitäten einzubeziehen, die sie befähigen, musikalisch mit ihrem Kind zu kommunizieren (Hanson-Abromeit et al. 2008, Haslbeck 2004, Shoemark 2012, Loewy 2012, Standley 2003, Whipple 2005).

Zusammenfassend möchte ich hervorheben, dass ich meine Musiktherapie aktiv am Inkubator oder Kinderbett durchführe. Es wird keine Musik in anderen

---

[32]    NICU (Neonatal Intensive Care Unit) ist die englische Bezeichnung für „Neonatologische Intensivstation".

Räumlichkeiten aufgezeichnet und am Inkubator oder Kinderbett ohne mein Beisein abgespielt. Direkt an das Kind gerichtetes Singen ist eine Intervention, um die Interaktion zwischen dem Frühgeborenen und seiner Umwelt zu entwickeln und zu fördern. Mein Ziel in der Musiktherapie ist es, das frühgeborene Kind positiv zu stimulieren und den in dieser Anfangszeit so wichtigen menschlichen Kontakt über die Musik anzubieten.

## 8.1.2 Musiktherapeutische Einheit mit den Eltern eines Frühgeborenen

Die Musiktherapie mit den Eltern eines Frühgeborenen führe ich je nach gesundheitlichem Zustand der Mutter und ihrer Mobilität in einem separaten Musiktherapieraum oder direkt am Bett durch. Mit den Therapieeinheiten beginne ich in Abhängigkeit vom medizinischen Zustand der Mutter direkt nach der Geburt des Frühgeborenen oder bereits pränatal, wie in Kapitel 6 dargestellt. Eine prä- und perinatale musiktherapeutische Betreuung, die postnatal weitergeführt wird, begünstigt die Bindungsentwicklung. Meine Musiktherapie findet zum einen mit beiden Elternteilen gemeinsam und zum anderen in Form von Einzelmusiktherapie mit jedem Elternteil separat statt. Je nach den Bedürfnissen der Eltern erfolgt die Musiktherapie aktiv oder rezeptiv.

In der Einzeltherapie wird es möglich, dass ein Elternteil noch mehr Sicherheit erlangen kann. Alte Bindungsressourcen aus der Kindheit oder den Jahren vor der Entbindung und der Schwangerschaft zu suchen und zu aktivieren, kann dabei zum Inhalt der Einzeltherapie gehören. Falls alte traumatische Erlebnisse reaktiviert werden, können diese besser bewältigt und auch gezielt bearbeitet werden.

Zu Beginn steht die Stabilisierungsarbeit nach der Entbindung im Vordergrund, bevor die Bearbeitung eines früheren Traumas in Angriff genommen werden kann (vgl. Brisch et al. 2003, 183).

Die von Frohne-Hagemann und Pleß-Adamczyk (2005) beschriebenen therapeutischen Funktionen der Musik lassen sich in vielen Punkten auf meine musiktherapeutische Arbeit mit den Eltern von Frühgeborenen übertragen. Nach dieser Kategorisierung nimmt die Musik vor allem die Funktion des „basalen Sinnesstimulus" ein. Eine wichtige Ursache der Schwierigkeiten, eine plötzliche zu frühe Geburt zu verarbeiten, zeigt sich vor allem in einem gestörten Zeitempfinden. Der Prozess der Schwangerschaft wurde plötzlich abgebrochen, sodass der natürliche Rhythmus der Schwangerschaft gestört wurde und sich die „sensorische (…) Integration" nicht entwickeln konnte. In ihrer Funktion als basaler Sinnesstimulus ist die Musik in der Lage, durch „Klang-, Rhythmus-, Intensitäts- und Formerfahrungen" diese Integration zu unterstützen und eine „Verbesserung der neurophysiologischen Wahrnehmungs-, Verarbeitungs- und Handlungszyklen" zu bewirken. Weiter heißt es bei Frohne-Hagemann und Pleß-Adamczyk dazu:

„Musik hat die Eigenschaft, Zeit durch die musikalische Bewegung zu struktu-
rieren. Als ein in der Zeit erklingender sensorischer Stimulus koordiniert Musik
sensorische und motorische Impulse und bahnt damit neue neurobiologische
Verknüpfungen" (Frohne-Hagemann et al. 2005).

Die Berücksichtigung der elterlichen Bedürfnisse ist ein wichtiges Grundprin-
zip für meine musiktherapeutische Arbeit. Daher ist es von Bedeutung, die
Bedürfnisse der Eltern genau zu kennen und im Einzelfall zu evaluieren, um
Angebote zu offerieren, die von den Eltern genutzt werden können und wirk-
sam sind. Aufgrund der Bedeutsamkeit der elterlichen Bedürfnisse sind diese
auch als Kernstück meiner familienzentrierten Betreuung zu sehen.

Nach Carlitscheck stellen die Bedürfnisse nach Sicherheit des Kindes und
bestmöglicher Versorgung sowie die Bedürfnisse nach Nähe zum Kind und
nach Informationen die wichtigsten Bedürfniskomplexe der Eltern dar. Die
Bedürfnisse nach sozialer und emotionaler Unterstützung sind in ihrer Wich-
tigkeit nachrangig. Demnach steht das Kind im primären Fokus der Eltern.
Erst wenn die elterlichen Bedürfnisse rund um das Kind befriedigt sind, ge-
raten die eigenen Unterstützungsbedürfnisse in das elterliche Blickfeld (vgl.
Carlitscheck 2013, 123).

Die Musiktherapie dient zur Förderung der in Kapitel 5.2.3 beschriebenen Eltern-Kind-Bindung, indem die emotionale Bindung und Anhänglich-
keit, die ein Kind zu seinen wichtigsten Bezugspersonen im Laufe des ersten
Lebensjahres entwickelt, unterstützt wird (vgl. Esslinger 2013, 5). Nöcker-Ribaupierre betont die Unterstützung der Autonomie und des Selbstvertrauens
der Eltern, sowie die Förderung der Eltern-Kind-Bindung und der intuitiven
Eltern-Kind-Interaktion (vgl. Nöcker-Ribaupierre 2015, 110). Haslbeck beschreibt zudem die Nützlichkeit der Musiktherapie zur Krisenintervention für
die Eltern. Mithilfe der Musiktherapie sollen die Eltern in den Alltag des Kindes eingebunden und für diesen sensibilisiert werden (vgl. Haslbeck 2013, 39).

Zu dem Zeitpunkt, wo das Kind geboren wird, fühlt sich die Mutter noch
eins mit ihrem Baby und ist innerlich noch nicht auf die Trennung vorbereitet.

„Die nicht vollendete Schwangerschaft, die zwangsweise Trennung von ihrem
Kind und die scheinbare Unansprechbarkeit des Kindes im Inkubator, all das
kann die Mutter in eine schwere psychische Krise stürzen und erschwert, ja gefährdet manchmal sogar die Entwicklung „normaler" mütterlicher Gefühle und
Verhaltensweisen" (Nöcker-Ribaupierre et al. 2004, 45).

Das ungeborene Kind gewöhnt sich nicht nur an eine gegebene Hörerfahrung,
sondern es entwickelt schon spezielle Vorlieben. So erkennt und bevorzugt das
Neugeborene nach der Geburt komplexe auditive Reize, denen es während
der Schwangerschaft ausgesetzt war, wie beispielsweise ein bestimmtes Mu-
sikstück (vgl. Nöcker-Ribaupierre 2007a, 4f.). Zudem haben Frauen nach einer Frühgeburt ein erhöhtes Risiko, an einer Depression zu erkranken, da das

traumatische Erlebnis der Frühgeburt zu wiederkehrenden Gedanken und intensiven negativen Gefühlen führen kann. Ängste um Leben und Gesundheit des Kindes können sich anhaltend verfestigen und eine entspannte Beziehung zum Kind erschweren (vgl. Fehrenbach 2012, 15). Die musiktherapeutische Arbeit mit der Mutter ist daher auch ein Angebot für die Mutter, ihr nach einer traumatischen Entbindung zu helfen. Die inneren Ressourcen der Mutter können freigesetzt werden, ihre Identität wird gefestigt und der unterbrochene Bindungsprozess mit dem Baby wird wiederhergestellt. Einige Mütter haben mir nach der Frühgeburt ihres Kindes berichtet, dass sich ihr Bauch fremd und nicht ihrem Körper gehörig anfühlt. Wenn ihr Partner über den Bauch streichelt und dabei einen gewissen, recht starken Druck ausübt, fühlt es sich an wie während der Schwangerschaft, als sich das Köpfchen des Kindes gegen die Bauchdecke gedrückt hat. Dies kann heftige Trauergefühle auslösen. In dem körperlichen Dissoziationsgefühl kann sich die Trauer der Mutter über die seelisch nicht abgeschlossene Schwangerschaft körperlich manifestieren und zu einer somatischen Störung führen. Die Obertöne und sanften Vibrationen beim Spiel eines Monochords können eine bessere Körperwahrnehmung und Reintegration des Bauchbereiches bewirken.

Nach Oehlmann entsteht durch das Anspielen der Saiten des Monochords „ein flirrender, obertonreicher, schwebender Schwingungsteppich mit fließenden Änderungen in einer harmonischen, melodischen Art" (Oehlmann 2009). Auch ich verwende das Monochord, ergänzt durch die Sansula, Kantele, Klangschale und im späteren Therapieverlauf auch durch die Gitarre, das Keyboard und weitere Instrumente. Auch die Therapien mit den Eltern gestalte ich nach einem ritualisierten Therapieablauf um Sicherheit und Vertrauen zu erlangen oder zu stärken.

### 8.1.3 Musiktherapeutische Einheit mit dem Geschwisterkind eines Frühgeborenen

Die Musiktherapie mit dem Geschwisterkind allein findet in einem separaten Raum, idealerweise in einem Musiktherapieraum, statt. Mit den Therapieeinheiten beginne ich direkt nach der Geburt des Frühgeborenen oder bereits pränatal neben den gemeinsamen Therapieeinheiten mit der Risikoschwangeren und ihrer Familie.

Wie in Kapitel 5.2.2 beschrieben, kann die Geburt eines frühgeborenen Geschwisterkindes für das Geschwisterkind zur Belastungsprobe werden. Es leidet unter der Trennung von der Mutter und dem Vater, wenn diese in der Klinik bei dem Frühgeborenen sind, und unter der fehlenden Fürsorge und Aufmerksamkeit dieser Bezugspersonen. Es sorgt sich und fühlt sich schuldig. Das Kind spürt die Sorgen der Erwachsenen. Ältere Kinder brauchen Rückzugsräume, in denen sie sich sicher und unbeschwert von der vorherrschenden Problematik bewegen können. Sensibilität für die Bedürfnisse der Geschwisterkinder im Alltag kann zur psychischen Stabilisierung und zum Aufbau einer guten Geschwisterbeziehung beitragen (vgl. Fehrenbach 2012, 15f.).

Geschwister werden als eine ressourcenreiche Beziehung betrachtet und zumeist als potenzielle Unterstützungsgeber im sozialen Netzwerk erlebt (vgl. Bugelnig-Reiter 2008). Bugelnig-Reiter sieht besonders bei problematischen Familienverhältnissen und traumatischen Ereignissen in einer Familie, wozu die Frühgeburt zu zählen ist, das Geschwisterkind im therapeutischen Prozess als Ressource. Das Geschwisterkind hat oftmals einen anderen Blickwinkel auf den familiären Konflikt. Die gemeinsame Geschichte der Eltern mit dem Geschwisterkind bewirkt Nähe und Zusammenhalt (vgl. Bugelnig-Reiter 2008).

Aus diesem Grund beziehe ich das Geschwisterkind in die Therapie ein. In der Therapie gelten ähnliche Prioritäten wie in der in Kapitel 8.1.2 beschriebenen Therapie mit den Eltern.

Die Therapieeinheit, die ich mit dem Geschwisterkind allein durchführe, gestalte ich altersgerecht und bedürfnisorientiert. Durch die Geschwisterorientierung in meiner musiktherapeutischen Arbeit bekommt das Geschwisterkind Kompetenzen anvertraut, was zur Stärkung der Bindung zu dem frühgeborenen Geschwisterkind führt. Das Geschwisterkind kann sich in einem bewertungsfreien und geschützten Rahmen emotional ausdrücken. Die musiktherapeutische Betreuung unterstützt das Kind bei der Bewältigung der emotionalen Belastung durch das zu früh geborene Geschwisterkind. Es kann mit sich selbst und seinen eigenen Gefühlen neue Erfahrungen machen, sodass die Eigenwahrnehmung gestärkt wird. Die musiktherapeutische Begleitung hilft dem Kind, die belastende Situation besser einordnen und bewältigen zu können. Dabei stehen kommunikative und kreative Fähigkeiten im Vordergrund meiner musiktherapeutischen Arbeit, wodurch die Persönlichkeit und der Selbstwert des Kindes gestärkt werden. Mit verschiedenen Instrumenten und Klängen kann sich das Geschwisterkind in all seinen Facetten ausdrücken. Seine Gefühle wie Trauer, Verzweiflung oder Angst können in der Musik hörbar werden. Die Musik kann dem Geschwisterkind Trost spenden, Entlastung schaffen und Kommunikation und ein Ausdrücken ohne Worte ermöglichen.

Die Therapieeinheit folgt ebenfalls, wie die Therapie mit dem Frühgeborenen allein und die Therapie mit den Eltern, einem ritualisierten Ablauf. Dabei dienen ein Begrüßungs- und Abschiedslied als Rahmen der Intervention. Diese Lieder können von dem Geschwisterkind mit meiner Unterstützung in Melodie und Text frei komponiert werden. Die Verwendung von bekannten Melodien eignet sich dabei sehr gut bei der textlichen Improvisation. Somit kann sich das Geschwisterkind einfacher mit dem Lied identifizieren. Das folgende Lied verwende ich beispielsweise in meiner musiktherapeutischen Arbeit, um es individuell zu gestalten und abzuändern:

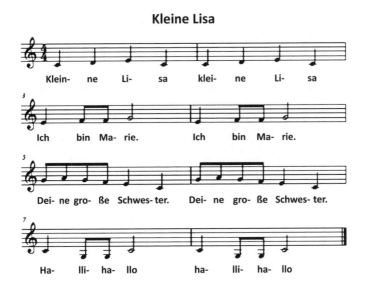

Dieses Lied dient auch als Musik in den Therapieeinheiten mit dem Frühgeborenen und seiner Familie. Das Geschwisterkind bekommt das Gefühl, dem Frühgeborenen und der Familie etwas Gutes zu tun.

Zudem vergeben wir jeder Therapieeinheit ein Motto. Beispielsweise erzählt das Geschwisterkind in einem improvisierten Lied, was es heute bereits im Kindergarten oder in der Schule erlebt hat. Das Frühgeborene wird in den Alltag des Geschwisterkindes eingebunden und gehört somit von Anfang an in die Familie. Die Therapie mit dem Geschwisterkind bietet Raum und Zeit für die in Kapitel 5.2.2 dargestellten Ängste und Gedanken.

### 8.1.4 Musiktherapeutische Einheit mit dem Frühgeborenen, seinen Eltern und seinem Geschwisterkind gemeinsam

Mit der gemeinsamen Musiktherapie mit dem Frühgeborenen, seinen Eltern und seinem Geschwisterkind beginne ich in Abhängigkeit des gesundheitlichen Zustandes des Frühgeborenen und der Mutter und im Hinblick auf Überreizung des Frühgeborenen zeitlich sehr individuell. Die familienzentrierten Therapien finden am Inkubator oder Wärmebett des Frühgeborenen statt. Dabei müssen nicht zwingend immer beide Elternteile und das Geschwisterkind anwesend sein. Je mehr Familienmitglieder anwesend sind, desto effektiver ist die familiäre Bindungsentwicklung und -förderung.

Meinen Beobachtungen zur Folge ist es eine Freude für die Eltern und das Geschwisterkind, die Reaktionen ihres neugeborenen Kindes oder Geschwisterkindes auf die Musik zu erleben. Durch die gemeinsame Therapieeinheit ist es den Bezugspersonen möglich, von dem Wohlgefühl des Frühgeborenen bei der Musik teilzuhaben. Die Integration der Eltern und des Geschwisterkindes in die Musiktherapie erleichtert auch für diese den Umgang mit der neuen Situation und die Bewältigung der momentanen Herausforderung. Somit steht die Familienzentrierung im Mittelpunkt in der gemeinsamen Therapieeinheit. Meine entwicklungsorientierte Arbeitsweise, die die Kinder und die Eltern einbezieht, kann zwischen den Eltern, dem frühgeborenen Kind und seinem Geschwisterkind vermitteln. Stress und Einschränkungen der Erziehungskompetenz können die Eltern in ihrer wichtigen Rolle hemmen. In meinem Ansatz der familienzentrierten Musiktherapie werden das frühgeborene Kind und seine Familie im therapeutischen Prozess auf eine Ebene gestellt. Beide Seiten sind gleichermaßen Adressaten der Therapie.

Der Ansatz einer familienzentrierten Betreuung spielt derzeitig auch eine entscheidende Rolle innerhalb des deutschen Gesundheitssystems und der Gesundheitswissenschaften (vgl. Sachverständigenrat zur Begutachtung der Entwicklung im Gesundheitswesen 2007, 11).

Auf kindlicher Seite können eine geringere Reagibilität und eine möglicherweise gehemmte Erregungsregulation infolge der Unreife bei der Geburt den Bindungsaufbau zu den Eltern und dem Geschwisterkind erschweren (vgl. Gutbrod et al. 2012, 75f.). Diese Charakteristika insbesondere sehr und extrem frühgeborener Kinder führen häufig zu einer Überstimulation des Kindes durch die Mutter (vgl. Wolke et al. 1999, 28) und die Familie, die nach meiner Erfahrung durch eine musiktherapeutische Begleitung vermieden werden kann.

Meine Einbindung der Eltern in den Verlauf der Musiktherapie mit dem Frühgeborenen reicht von der teilnehmenden Beobachtung bis hin zur aktiven Beobachtung und Teilnahme am eigenen Singen. Da die Eltern möglicherweise Hemmungen und Ängste haben, erfrage ich die Bedürfnisse, Vorlieben, gewünschte Zeit, Situation und Art der Intervention.

Die folgende Abbildung 9 zeigt das interaktive, beziehungsfördernde Potential von Schöpferischer Musiktherapie mit Frühgeborenen und ihren Eltern nach Haslbeck, wonach ich meine musiktherapeutische Arbeit ausrichte.

Wie in der Abbildung dargestellt, sind Eltern und Kind als Einheit zu betrachten, die auch nach der Geburt nicht getrennt wird. Die integrative Versorgung gewährleistet ein Maximum an Kontinuität und beinhaltet eine gemeinsame prä-, peri- und postnatale Betreuung durch ein interdisziplinäres Team (vgl. Bundesverband „Das frühgeborene Kind" e. V. 2006, 2).

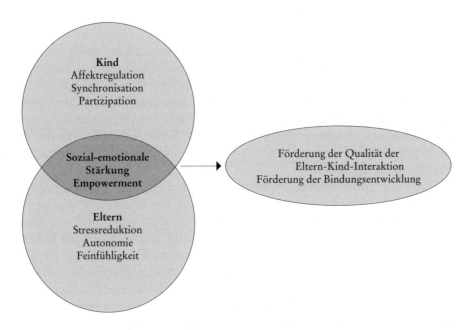

**Abb. 9:** Das interaktive, beziehungsfördernde Potential
von Schöpferischer Musiktherapie (nach Haslbeck 2013, 54)

Für den Bindungsaufbau zwischen den Eltern und dem Kind ist eine Inter-
aktionsbereitschaft auf Seiten des Kindes von großer Bedeutung. Diese kann
von Kind zu Kind sehr unterschiedlich ausgeprägt sein. Je unreifer das Neugeborene ist, desto geringer ist seine Aufmerksamkeitsspanne oder seine Fähigkeit, Reize zu verarbeiten (vgl. Rose et al. 2005). Das trifft auf sehr unreife
Frühgeborene in besonderer Weise zu, sodass es deutlich schwieriger für die
Eltern ist, richtig auf ihr Kind zu reagieren. Aber auch der Zugang der Eltern
zu ihrem Kind kann durch eine erhöhte Stressbelastung erschwert sein, sodass sie Schwierigkeiten haben, die Signale ihres Kindes richtig zu deuten und
entsprechend darauf zu reagieren (vgl. Affleck et al. 1982). Meine musiktherapeutische Betreuung trägt dazu bei, dass die Eltern ihre Feinfühligkeit im Umgang mit ihrem Kind verbessern können und unterstützt das Frühgeborene
in der Adaption der extrauterinen Umgebung. Feinfühligkeit bedeutet dabei,
dass die Eltern lernen, die Signale ihres Kindes zu erkennen und angemessen,
einfühlsam und zuverlässig darauf zu reagieren.

Das Gedeihen wird über die Sinneswahrnehmung gefördert (vgl. Esslinger
2013, 19). Nach Lüdin wird zur Bindungsförderung Entspannung benötigt.
Durch die Entspannung wird der Informationsfluss durch den Körper aktiviert. Ebenso ist die Selbstanbindung durch Bauchatmung von großer Bedeutung, da die eigene Körperwahrnehmung das Verhalten des Kindes beeinflusst.

Langsamkeit und Entschleunigung bewirken Anerkennung und emotionale Sicherheit (Lüdin 2014, 15).

Längere Unterbrechungen der Mutter-Kind-Beziehung in den ersten drei Lebensjahren prägen die kindliche Persönlichkeit in charakteristischer Weise (vgl. Bowlby 2001, 32). Die in Kapitel 5.2.1 beschriebenen Gefühlserschütterungen der Eltern werden immer weiter ausgebaut und die Gefühlsverbindungen zum Kind immer dünner, je länger die Trennungsphase anhält. Dies kann möglicherweise zu aggressiven Impulsen dem Kind gegenüber führen. Daher sehe ich es umso wichtiger, das Frühgeborene und deren Eltern in der Musiktherapie zu vereinen.

Mein oben beschriebenes musiktherapeutisches Ziel, die Bindungssicherheit und Autonomie der Eltern zu stärken, dient zur Unterstützung der Eltern, Vertrauen in ihr Kind zu gewinnen und es nicht durch ängstliches Überbehüten oder ablehnende Vernachlässigung in seiner Entwicklung zu behindern. Dabei ist wichtig, dass die Eltern die Ziele mitgestalten und an der Erreichung der Ziele selbst arbeiten. Die Eltern sind diejenigen, die die Verantwortung für ihr Kind übernehmen und lernen sollen, ein Gefühl für das Befinden ihres Kindes zu entwickeln. In meinen Therapien konnte ich wiederholt feststellen, dass die Eltern mit dem Wachsen der emotionalen Bindung lernen zu erkennen, ob sich das Kind wohl fühlt, es satt und nicht überfordert ist.

Nach Sarimski und Porz ist für frühgeborene Kinder und ihre Eltern die Anpassung an jede neue Stufe schwieriger und braucht länger als bei reifgeborenen Kindern und ihren Eltern. Die Kinder sind seltener wach und aufmerksam und können schnell von Anregungen und Informationen überfordert sein. Sie zeigen weniger klare Signale, wann und wie viele Interaktionsangebote sie aufnehmen können, hinzu können Ess- und Schlafprobleme kommen (vgl. Sarimski et al., 23). Auch ich konnte die Erfahrung machen, dass die Eltern sich oft nicht entspannen und sich nicht zuversichtlich an der Interaktion beteiligen können. Sie sind unsicher, empfinden die geringe soziale Reaktionsbereitschaft der Kinder als persönliche Zurückweisung, haben Angst um die Zukunft und sind erschöpft von den täglichen Schwierigkeiten.

Auch stabile und erprobte Partnerschaften leiden angesichts der vielfältigen Belastungen, die eine zu frühe Geburt mit sich bringt (vgl. Fehrenbach 2012, 15). Da auch ich beobachten konnte, dass Stress und Sorgen die Kommunikation der Paare nachhaltig verschlechtern können, ist es mir in meiner Arbeit wichtig, den Vater in seiner Rolle zu bestärken und ihm den eigenen Beziehungsaufbau zu seinem Kind zu ermöglichen. Daher beziehe ich auch die Väter in den musiktherapeutischen Prozess ein, um ihren eigenständigen und selbstverantwortlichen Umgang mit dem Kind zu finden.

In der Musiktherapie eröffnet sich den Eltern und dem Geschwisterkind die Möglichkeit, aktiv etwas für das frühgeborene Kind zu tun, indem sie ihm ihre Stimme als etwas unersetzbar Persönliches hinterlassen. Nach der Geburt beruhigen die vertraute Mutter-, Vater- und Geschwisterstimme das Frühgeborene. Der Klang der Stimmen vermittelt dem Kind das Gefühl von Sicherheit und Geborgenheit. Besonders sehr kleine Frühgeborene müssen oft viele Wochen bis Monate in der schützenden Umgebung des Inkubators oder Wärmebetts verbringen, bis sie stabil genug sind, um mit den Eltern zu Känguruhen. Über die Präsenz der vertrauten Mutter-, Vater- und Geschwisterstimmen kann sich das Kind beruhigen und die Bindung wird unterstützt. Die Eltern und das Geschwisterkind werden von mir nach ihren Bedürfnissen einbezogen und auf Wunsch zum eigenen Singen angeleitet. Nöcker-Ribaupierre sieht die Mutterstimme als Brückenschlag vom Leben innerhalb des Mutterleibs über die Zeit auf der Intensivstation hinweg nach Hause. Sie bildet eine erneute „Ver"-Bindung von Mutter und Kind nach der zu frühen „Ent"-Bindung (vgl. Nöcker-Ribaupierre 2007c, 12). Nahezu jede Mutter fühlt sich nach der zu frühen Entbindung traurig und hilflos. Das Frühgeborene ist der Technik und fremden Menschen ausgeliefert. Das Gefühl des Ausgeliefertseins kann die Mutter besser verarbeiten, wenn sie aktiv mitgestalten darf. Sind die Möglichkeiten einer taktilen Stimulation über körperliche Nähe zunächst nicht gegeben, so bleibt ihr dennoch die Möglichkeit einer akustischen Kontaktaufnahme. Die Stimme der Mutter ist etwas Natürliches, worüber dem Kind in der neuen, rein technischen Welt des Inkubators Vitalitätsaffekte übermittelt werden können. Die Stimme der Mutter ist in der vorgeburtlichen Zeit durch den unverwechselbaren Klang, die Melodie und den Rhythmus ein Element der Verbindung (vgl. Nöcker-Ribaupierre 2007c, 14).

Frühgeborene Kinder sind in diesen ersten Lebensmonaten besonders auf die Unterstützung ihrer Eltern und ihres Geschwisterkindes angewiesen, um ein Gleichgewicht aus Selbststeuerung und Interesse an der Umwelt finden zu können. Sie müssen erst langsam lernen, Freude an ihrer Umgebung zu finden, ohne sich von ihr zu sehr erregen zu lassen. Ich konnte beobachten, dass die Eltern frühgeborener Kinder in der ersten Zeit nach der Geburt sehr vorsichtig in der Kontaktaufnahme mit ihrem Kind sind. Sie halten die Babys in größerer Entfernung, sprechen sie seltener an, machen weniger Versuche Blickkontakt zu erreichen und fassen sie weniger an. Dieses Verhalten ist umso deutlicher, je fragiler die Kinder sind. Durch Rückmeldungen der Eltern konnte ich erfahren, dass die Musiktherapie den Eltern hilft, den Kontakt zu ihrem Kind zu erleichtern.

Die Eltern-Kind-Triade ist eine biologische Einheit. Meine Therapien zielen darauf ab, die Bindung, die Kompetenz und das Zusammenwachsen der Familie zu schützen und zu unterstützen. Der Kontakt zum Baby und eine frühe Bindung sind dabei sehr wichtig. Im Rahmen der Musiktherapie biete ich zu den Therapieeinheiten mit den Eltern allein auch Elterngespräche auf der Station an. Mögliche Inhalte dieser Gespräche sind die musikalische Biografie und die Beobachtungen im Entwicklungsverlauf und den Ausdruckmöglichkeiten des Kindes. Die elterliche Identität ist ebenfalls von Bedeutung. Für die

Identität einer Familie spielt die Musik oft eine wichtige und stärkende Rolle. Die Hörgewohnheiten und musikalischen Vorlieben der Eltern und des Geschwisterkindes während der Schwangerschaft, ein Familienlied oder kulturell spezifische Musik verbinden die Familie und das Kind.

In der Musiktherapie mit den Frühgeborenen und ihren Eltern ist die in Kapitel 8.1.1 beschriebene Responsiveness ebenso von großer Bedeutung. Nach Haslbeck (2014) bedarf es „umfassendes therapeutisches Hören, Verstehen und Einfühlungsvermögen, um die individuellen Bedürfnisse der Eltern zu erkennen und diese in musiktherapeutische Prozesse überzuleiten" (Haslbeck 2014, 174). Für die Elternanleitung und Elterneinbindung ist es wichtig, die Autonomie der Eltern nicht einzuschränken und sich feinfühlig und achtsam zu erschließen, wie die Eltern zu unterstützen und zu motivieren sind (vgl. Haslbeck 2014, 173f.). Mein größtes Ziel ist es, die Eltern-Kind-Bindung zu fördern, indem beispielsweise beim Känguruhen mithilfe der Musik ein Raum für Begegnung und Emotionen zwischen Eltern und Kind geschaffen wird. Die Eltern werden eingeladen, ein persönliches Lied für ihre Kinder auszusuchen, das wir in der Therapie aufgreifen. Ebenso tragen, wie bei den Therapieeinheiten mit dem Geschwisterkind, frei komponierte und selbstgetextete Lieder zur Identifikation mit dem eigenen Kind bei. Manche Eltern singen mit, andere Eltern hören lieber zu und genießen den innigen Moment mit ihrem Kind. Nach Haslbeck beginnen fast alle Eltern beim Känguruhen zu summen, wenn sie mit ihrem Kind alleine sind (vgl. Haslbeck 2015, 42). Auch ich konnte die Erfahrung machen, dass die Musiktherapie beim „Känguruhen" zur Entspannung der Eltern führen kann. Sich zu entspannen gelingt den Eltern aufgrund der Sorge um das Kind insbesondere in der Anfangszeit nicht immer, ist jedoch für eine gesunde Bindungsentwicklung zum Kind sehr wichtig. Rückmeldungen der Eltern haben mir gezeigt, dass einige Eltern die Musiktherapie während des Känguruhens mögen und es andere Eltern als unangenehm empfinden.

Viele Eltern lieben das speziell für die Neonatologie angefertigte Wiegemonochord. Im Gegensatz zu dem hohen, digitalen Piepen der Monitore klingt es tief und lässt bei Kontakt mit dem Ellenbogenknochen der Eltern die entspannenden Vibrationen auch im Körper spürbar werden. Ebenso verhält es sich mit dem Mitsingen der Eltern. Für einige Eltern ist der Einsatz der Stimme ungewohnt und neu, sodass sie viel Zeit benötigen, bis sie anfangen mitzusingen.

Nach meiner Erfahrung trägt die Musiktherapie ebenso zur Krisenintervention für die gesamte Familie bei. Sie dient als Begleitung und zur Stabilisierung. Dabei können das emotionale Erleben auf der Station und die Erfahrungen mit dem Stationspersonal verbalisiert werden. Traumatherapeutische Übungen dienen dabei zur Stabilisierung.

Eine strukturierte Entlassungsvorbereitung und das Angebot einer musiktherapeutischen Weiterbetreuung nach dem Klinikaufenthalt sind zentrale Bestandteile meiner stationären familienzentrierten Musiktherapie.

## 8.2 Musiktherapie nach der Entlassung aus der Klinik

Die Probleme, Sorgen, Ängste und Nöte einer von Frühgeburt betroffenen Familie enden nicht mit der Entlassung. Der Entlassung ihres Babys sehen viele Eltern mit Vorfreude, aber auch mit Unsicherheit entgegen. Die Eltern müssen plötzlich die alleinige Verantwortung für das Leben ihres Kindes übernehmen, das möglicherweise über eine lange Zeit ununterbrochen von Geräten überwacht und von fachkundigem Personal betreut wurde.

In einer von Brisch et. al durchgeführten Studie zeigte sich, dass ein psychotherapeutischer Hausbesuch bei einer Frühgeburt den Eltern große Sicherheit gibt. Der Übergang von der Klinik nach Hause mit ihrem Baby erwies sich als eine besondere Herausforderung für die Eltern. Sie erlebten eine große Verunsicherung, weil sie erstmals alle Verantwortung und Sorge für ihr Kind allein trugen (vgl. Brisch et al. 2003, 183). Die Veränderung der Reizumwelt des Babys kann zudem zu einer vorübergehenden Desorganisation seiner Verhaltenszustände führen, die für die Eltern meist schwer einzuschätzen sind (vgl. Bundesverband „Das frühgeborene Kind" e. V. 2014, 4).

Bei einem musiktherapeutischen Hausbesuch unterstütze ich die Familie auch in der häuslichen Umgebung, damit diese eine Stabilisierung und Vertrautheit mit dem Baby erfahren und einen neuen Rhythmus in ihrem Tagesablauf finden kann. Auf diese Weise werden die elterlichen Kompetenzen gestärkt und es kann zu einer Intensivierung der Elternbindung zu ihrem Baby kommen.

Die Mutterstimme ist einerseits der Ersatz und andererseits das Symbol für eine Beziehung (vgl. Nöcker-Ribaupierre 2007c, 15). Daher verwende ich auch in der Nachsorge bei frühgeborenen Kindern die Mutterstimme als Medium in meiner Musiktherapie.

Der Besuch eines Eltern-Baby-Kurses mit Frühgeborenen hilft den Eltern, Sicherheit und emotionale Unterstützung zu erreichen, denn alle Eltern sind in einer ähnlichen Situation. Die Eltern können sich bei der Entdeckung neuer Bewältigungsstrategien wechselseitig unterstützen und es ist für sie sehr entlastend, mit gleichermaßen Betroffenen im Austausch zu sein. Auf diese Weise können Gefühle von Angst, Schmerz, Trauer und Ohnmacht viel leichter zugelassen werden. Die Gruppenkohäsion und die Bindung der einzelnen Gruppenteilnehmer bauen bei den Eltern Ängste ab und helfen ihnen, neue Perspektiven zu entdecken. Oftmals vermittelt erst die Gruppe so viel Sicherheit, dass Entwicklungsprozesse bei den Eltern möglich sind.

Da wie in Kapitel 1.4 geschildert auch später noch kognitive und motorische Auffälligkeiten auftreten können, ist eine Förderung in musiktherapeutischen Eltern-Kind-Gruppen und eine zusätzliche Einzelbetreuung empfehlenswert.

# 9. Schlusswort

Das Ziel dieses Buches bestand darin, dem Leser einen Einblick in meine musiktherapeutischen Tätigkeiten und Erfahrungen in der Begleitung von Familien mit risikoschwangeren Frauen und Frühgeborenen zu vermitteln.

Zu Beginn habe ich die Situation von Frühgeborenen und ihren Familien sowie die Notwendigkeit der Ausbildung einer sicheren Eltern-Kind- und Familienbindung dargelegt. Da sich die Bindung bereits pränatal entwickelt und meist schon die Schwangerschaft mit Risikofaktoren belastet ist, habe ich meine Ausführungen in die Phasen pränatal, perinatal und postnatal unterteilt. Im zweiten Teil habe ich mein Konzept der familienzentrierten Musiktherapie vorgestellt, nach dem ich innerhalb der drei genannten Phasen arbeite und das eine Begleitung von Familien mit einem frühgeborenen Kind und mindestens einem Geschwisterkind vorsieht. Meine Darstellungen zeigen eine Möglichkeit und Methodik, wie eine sichere familiäre Bindung in einer solchen Krisensituation durch die Musiktherapie entwickelt, gefördert und gestärkt werden kann. Die musiktherapeutische Arbeit kann den Gegebenheiten der jeweiligen Situation angepasst werden. Als „familienzentriert" verstehe ich, den Fokus in der musiktherapeutischen Begleitung der Familien nicht allein auf das zu früh geborene Kind zu richten, sondern auch die Bedürfnisse der anderen Familienmitglieder wahrzunehmen und zu befriedigen.

Papoušek beschreibt, dass sich Musiktherapie besonders gut für dialogische Interventionsformen in der Neugeborenenbetreuung eignet.

> „Bereits in der nach einer zu frühen Geburt oft hochbelasteten Anfangsphase der Eltern-Kind-Beziehung kann Musiktherapie die ersten Zwiegespräche durch ein wirksames Kommunikationsmittel anzubahnen helfen und gemeinsame Entspannung, Freude und spielerischen Austausch ermöglichen" (Papoušek 2012, 10).

Zusammenfassend möchte ich hervorheben, dass die Musiktherapie in der Neonatologie vielfältige und effektive Interventionen zur Förderung der Bindungsentwicklung zwischen dem frühgeborenen Kind, seinen Eltern und seinem Geschwisterkind bietet. Sie trägt dazu bei, dass die Eltern ihre Feinfühligkeit im Umgang mit ihrem Kind verbessern können und unterstützt das Frühgeborene in der Adaption der extrauterinen Umgebung. Ebenso fördert die Musiktherapie das Gedeihen über die Sinneswahrnehmung.

# Abbildungsverzeichnis

Abb. 1: Lage der Neugeborenen im 2-dimensionalen Klassifikationsschema „Geburtsgewicht – Schwangerschaftsdauer" (Brinks 2007, 20) . . . . . . . . . 15

Abb. 2: Verteilung der Schwangerschaftsdauer für Einlingsgeburten in Deutschland (Poets et al. 2012, 722) . . . . . . . . . . . . . . . . . . . . . . . . . . . . 17

Abb. 3: Anstieg der Frühgeborenenrate in Deutschland in den Jahren 2001 bis 2008 (Carlitscheck 2013, 23) . . . . . . . . . . . . . . . . . . . . . . . . . . 18

Abb 4: Anteil extremer Frühgeburten von der 28. SSW in Deutschland von 2001 bis 2010 (Schleußner 2013, 229) . . . . . . . . . . . . . . . . . . . . . . . . 19

Abb 5: Anzahl der Frühgeborenen (in Prozent) in Abhängigkeit vom Alter der Mutter in den USA in den Jahren 1990, 2000 und 2006 (Haslbeck 2013, 12). . . . . . . . . . . . . . . . . . . . . . . . . . . . . . . . . . . . . . . . 22

Abb 6: Anzahl der Frühgeburten per „Kaiserschnitt", „eingeleiteter vaginaler Geburt" und „nicht eingeleiteter vaginaler Geburt" (in Prozent) in den USA in den Jahren 2006 und 2008 (Haslbeck 2013, 14). . . . . . . . . . 41

Abb 7: Auditive Situation von Frühgeborenen (Haslbeck 2013, 30) . . . . . . . . . . 46

Abb 8: Mit schöpferischer Musiktherapie aus der Isolation in die Interaktion und aus der Anspannung in die Wahrnehmungsförderung (nach Haslbeck 2013, 48) . . . . . . . . . . . . . . . . . . . . . . . . . . . . . . . . . . . . 83

Abb 9: Das interaktive, beziehungsfördernde Potential von Schöpferischer Musiktherapie (nach Haslbeck 2013, 54). . . . . . . . . . . 93

# Tabellenverzeichnis

Tab. 1: ICD-10 Klassifikationen von Frühgeburt (Helmer 2007, 7) . . . . . . . . . . . 13

Tab. 2: Klassifikation der Frühgeburten nach Gestationsalter (Helmer 2007, 8) . . . 14

Tab. 3: Klassifikation Neugeborener nach Geburtsgewicht und Schwangerschaftsdauer (Brinks 2007, 20) . . . . . . . . . . . . . . . . . . . . . . . . 15

Tab. 4: Gestationsalter aller geborenen Kinder in Deutschland im Jahr 2008 (Bundesgeschäftsstelle Qualitätssicherung GmbH 2009, 1.11). . . . . . . . . . 16

Tab. 5: Gestationsalter aller frühgeborener Kinder in Deutschland im Jahr 2008 (Bundesgeschäftsstelle Qualitätssicherung GmbH 2009, 1.11). . . . . . . . . . 17

Tab. 6: Todesfälle zwischen 1 und 36 Jahren bei $34^{0/7}$ bis $36^{6/7}$ SSW Geborenen (späte Frühgeburt) und $37^{0/7}$ bis $42^{6/7}$ SSW Geborenen (Termingeburt und übertragene Geburt) (nach Poets et al. 2012, 725) . . . . 23

Tab. 7: Vier pränatale Phasen nach Gloger-Tippelt (1988, 60f.). . . . . . . . . . . . . . 32

# Literaturverzeichnis

Affleck, G., Allen, D. A., McGrade, B. J. & McQueeney, M. (1982). Home environments of developmentally disabled infants as a function of parent and infant characteristics. American Journal of Mental Deficiency, 86 (5). S. 445–452.

Ainsworth, M. D., Bell, S. M. (1970). Attachment, exploration, and separation. Illustrated by the behavior of one-year-olds in a strange situation. Child Development, 41.

Ainsworth, M. D., Blehar, M. C., Waters, E., Wall, S. (1978). Patterns of attachment. A psychological study of the Strange Situation. Hillsdale, NJ: Erlbaum.

Als, H., Butler, S. C. (2010). Die Pflege des Neugeborenen. Die frühe Hirnentwicklung und die Bedeutung von frühen Erfahrungen. In: Brisch, K. H., Hellbrügge, T. Der Säugling – Bindung, Neurobiologie und Gene. (2. Aufl.). S. 44–87. Stuttgart: Klett-Cotta Verlag.

Aly, M. (1999). Das Sorgenkind im ersten Lebensjahr. Frühgeboren, entwicklungsverzögert, behindert – oder einfach anders? Ein Ratgeber für Eltern. Berlin, Heidelberg: Springer Verlag.

Bäcker, G., Naegele, G., Bispinck, R., Hofemann, K., Neubauer, J. (2010). Sozialpolitik und soziale Lage in Deutschland. (5. durchgesehene Aufl.) Bd. 1. Wiesbaden: VS-Verlag.

Bank, S. P., Kahn, M. D. (1989). Geschwister-Bindung. München: Deutscher Taschenbuchverlag & DG.

Bialoskurski, M., Cox, C. L., Wiggins, R. (2002). The relationship between maternal needs and priorities in a neonatal intensive care environment. Journal of Advanced Nursing, 37 (1).

Bindt, C. (2007). Seelische Krisen nach einer Frühgeburt. In: Bundesverband „Das frühgeborene Kind" e. V. Frühgeborene und ihre Eltern in der Klinik. Informationsbroschüre des Bundesverbandes. S. 38–40. Frankfurt am Main.

Bischof-Köhler, D. (1998). Zusammenhänge zwischen kognitiver, motivationaler und emotionaler Entwicklung in der frühen Kindheit und im Vorschulalter. In: Keller, H., Lehrbuch Entwicklungspsychologie. Bern, Göttingen, Toronto, Seattle: Huber Verlag.

Bissegger, M. (1999). dem anderen begegnen … Musiktherapie auf der Intensivstation. In: Einblicke, Beiträge zur Musiktherapie. Berufsverband der Musiktherapeutinnen und Musikherapeuten. Berlin.

Blank, T., Adamek, K. (2010). Singen in der Kindheit. Eine empirische Studie zur Gesundheit und Schulfähigkeit von Kindergartenkindern und das Canto elementar-Konzept zum Praxistransfer. Münster: Waxmann Verlag GmbH.

Bowlby, J. (1969). Preface. In: Foss, B. M. Determinants of Infant Behaviour IV. S. 13–14. London: Methuen & Co.

Bowlby, J. (1973). Attachment and Loss. Vol. 2: Separation: Anxiety and Anger. New York: Basic Books.

Bowlby, J. (2001). Frühe Bindung und kindliche Entwicklung. (4. neugestaltete Aufl.). München: Ernst Reinhardt, GmbH & Co KG, Verlag.

Bowlby, J. (2010a). Bindung als sichere Basis. Grundlagen und Anwendung der Bindungstheorie. (2. Aufl.). München: Reinhardt Verlag.

Bowlby, J. (2010b). Frühe Bindung und kindliche Entwicklung. (6. Aufl.). München: Reinhardt Verlag.

Brinks, H. (2007). Zum somatischen Entwicklungsstand Neugeborener unter Berücksichtigung des Herkunftslandes ihrer Mütter. Analyse des Neugeborenenkollektivs der Bundesrepublik Deutschland der Jahre 1995–1997. München: Vollständiger Abdruck der von der Fakultät für Medizin der Technischen Universität München zur Erlangung des akademischen Grades eines Doktors der Medizin genehmigten Dissertation.

Brisch, K. H. (1997). Psychodynamische Implikationen im Erleben der Schwangeren bei pränataler Fehlbildungsdiagnostik. Ultraschall in der Medizin, 18, S. 19.

Brisch, K. H. (2 1999a). Grundlagen der Bindungsforschung und ihre Anwendung der psychotherapeutisch/pädagogischen Arbeit mit Kindern und Familien. In: Frühe Kindheit, Berlin: Deutsche Liga für das Kind; 2 (1999); Nr. 1. S. 14–17.

Brisch, K. H. (1999b). Bindungsstörung. Von der Bindungstheorie zur Therapie. Stuttgart: Klett Cotta.

Brisch, K. H. (2000). Belastungserleben, Angst und Bewältigung von Eltern nach der Geburt von sehr kleinen Frühgeborenen. Einfluß einer psychotherapeutischen Intervention. Vortrag. XXVI. Kongreß der Deutschen Gesellschaft für Kinder- und Jugendpsychiatrie und Psychotherapie: Chancen für das seelisch kranke Kind: Jena, 6. April 2000.

Brisch, K. H. (2009). Bindungsstörungen. Von der Bindungstheorie zur Therapie. (9. überarb. Aufl.). Stuttgart: Klett-Cotta.

Brisch, K. H., Hellbrügge, T. (2003). Die Anfänge der Eltern-Kind-Bindung. Schwangerschaft, Geburt und Psychotherapie. Stuttgart: Klett-Cotta Verlag.

Brisch, K. H., Hellbrügge, T. (2007). Die Anfänge der Eltern-Kind-Bindung. Schwangerschaft, Geburt und Psychotherapie. In: Brisch, K. H. Prävention durch prä- und postnatale Psychotherapie. S. 174–195. Stuttgart: Klett-Cotta Verlag.

Bugelnig-Reiter, B. (2008). Geschwisterbeziehungen in verschiedenen Lebensabschnitten aus systemisch-therapeutischer Sicht. In: Systemische Notizen 02/08. URL: http://www.la-sf.at/la-sf/upload/pdf/2008-02-03_Bugelnig.pdf. Stand: 07.05.2015.

Bundesgeschäftsstelle Qualitätssicherung GmbH. (2009). BQS-Bundesauswertung 2008 Geburtshilfe. URL: https://www.sqg.de/sqg/upload/CONTENT/ Qualitaetsberichte/2008/BQS-Qualitaetsberichte-2008_Verfahren/bu_Gesamt_ 16n1-GEBH_2008.pdf. Stand: 10.05.2018.

Bundesverband „Das frühgeborene Kind" e. V. (2006). Leitsätze zur entwicklungsfördernden Betreuung in der Neonatologie. Frankfurt am Main.

Bundesverband „Das frühgeborene Kind" e. V. (2007). Frühgeborene und ihre Eltern in der Klinik. Informationsbroschüre des Bundesverbandes. Frankfurt am Main.

Carlitscheck, J. C. (2011). Familie im heilpädagogischen Kontext. Retrieved August 20, 2012: http://www.inklusion-lexikon.de/Familie_Carlitschek.php. Stand: 05.08.2016.

Carlitscheck, J. C. (2013). Familienzentrierte Betreuung in der Neonatologie. Situationsanalyse und Zukunftsperspektiven. Köln: Inaugural - Dissertation zur Erlangung des Doktorgrades der Humanwissenschaftlichen Fakultät der Universität zu Köln.

Christ-Steckhan, C. (2005). Elternberatung in der Neonatologie. München: Ernst Reinhardt Verlag.

Cicchetti, D., Beeghly, M. (1987). Symbolic development in maltreated youngsters. An organizational perspective. In: New Directions for Child Development, 36. S. 47–68.

DaCosta, D., Larouche, J., Dritta, M., Brender, W. (2000). Psychosocial correlates of prepartum and postpartum depressed mood. Journal of Affective Disorders, 59. S. 31–40.

Decker-Voigt, H.-H. (1999). Mit Musik ins Leben. Wie Klänge wirken: Schwangerschaft und frühe Kindheit. Kreuzlingen: Ariston Verlag.

Dornes, M. (1993). Der kompetente Säugling. Die präverbale Entwicklung des Menschen. Frankfurt am Main: Fischer Verlag.

Dudenhausen, J. W. (2011). Praktische Geburtshilfe. Mit geburtshilflichen Operationen. (21. überarb. Aufl.) Berlin, Boston: Walter de Gruyter.

Dudenhausen, J. W., Pschyrembel, W. (2001). Praktische Geburtshilfe mit geburtshilflichen Operationen. (19. Aufl.). Berlin, New York: Walter de Gruyter.

Eckert, A. (2002). Eltern behinderter Kinder und Fachleute. Erfahrungen, Bedürfnisse und Chancen. Bad Heilbrunn: Klinkhardt.

Egarter, C., Reisenberger, K. (2006). Früher vorzeitiger Blasensprung. In: Schneider, H., Husslein, P., Schneider, K. Die Geburtshilfe. (3. Aufl.). Berlin, Heidelberg: Springer Verlag.

Erhardt, I. (2014). Feinfühligkeit im therapeutischen Handeln in der Musiktherapie. In: Musiktherapeutische Umschau. Forschung und Praxis der Musiktherapie. Band 35, 3 (2014). Göttingen: Vandenhoeck & Ruprecht.

Esslinger, M. (2013). Bindungs- und familienzentrierte Musiktherapie in der Neonatologie. Vortrag bei der Tagung „Zu früh geboren – Ein Leben im Grenzbereich" am 31.10.2013 im Kantonsspital Olten.

Fehrenbach, L. (2012). Frühgeborene in der Familie. In: Deutsche Hebammen Zeitschrift 4/2012. S. 13–16. Hannover: Elwin Staude Verlag.

Fischer, C. B., Als, H. (2003). Was willst du mir sagen? Individuelle beziehungsgeführte Pflege auf der Neugeborenenintensivstation zur Förderung der Entwicklung des frühgeborenen Kindes. In: Nöcker-Ribaupierre, M. Hören – Brücke ins Leben. Musiktherapie mit früh- und neugeborenen Kindern. S. 17–43. Göttingen: Vandenhoeck & Ruprecht.

Flämig, M. (1998). Naturwissenschaftliche Weltbilder in Managementtheorien. Frankfurt am Main; New York: Campus Verlag.

Foulder-Hughes, L. A., Cooke, R. W. (2003). Motor, cognitive, and behavioural disorders in children born very preterm. Dev Med Child Neurol 45(2). S. 97–103.

Fremmer-Bombik, E. (1995). Innere Arbeitsmodelle von Bindung. In: Spangler, G., Zimmermann, P. Die Bindungstheorie. Grundlagen, Forschung und Anwendung. Stuttgart: Klett-Cotta.

Fremmer-Bombik, E. (2011). Innere Arbeitsmodelle von Bindung. In: Spangler, G., Zimmermann, P. Die Bindungstheorie. Grundlagen, Forschung und Anwendung. (5. Aufl.). S. 114–120. Stuttgart: Klett-Cotta.

Friese, K., Dudenhausen, J., Kirschner, W., Schäfer, A., Elkeles, T. (2003). Risikofaktoren der Frühgeburt und ihre Bedeutung für Prävention und Gesundheitsförderung. Eine Analyse auf der Grundlage des Baby-Care-Programms. Das Gesundheitswesen, 65 (8/9).

Fröhlich, A. (1997). Zu früh für diese Welt? Pädagogische Überlegungen zu einem angemessenen Lebensbeginn frühgeborener Kinder. Zeitschrift für Heilpädagogik, 48(5). S. 178–183.

Frohne-Hagemann, I., Pleß-Adamczyk, H. (2005). Indikation Musiktherapie bei psychischen Problemen im Kindes- und Jugendalter. Musiktherapeutische Diagnostik und Manual nach ICD 10. Göttingen: Vandenhoeck & Ruprecht Verlag.

Gemeinsamer Bundesausschuss. (2005). Vereinbarung über Maßnahmen zur Qualitätssicherung der Versorgung von Früh- und Neugeborenen. Deutsches Ärzteblatt, 4(11). S. 519–521.

Gemeinsamer Bundesausschuss. (2014). Richtlinie des Gemeinsamen Bundesausschusses über Maßnahmen zur Qualitätssicherung der Versorgung von Früh- und Reifgeborenen gemäß Reifgeborenen §137 Abs. 1 Nr. 2 SGB V in Verbindung mit §92 Abs. 1. Satz 2 Nr 13 SGB V. URL: https://www.g-ba.de/downloads/62-492-814/QFR-RL_2013-12-19.pdf. Stand: 10.05.2018.

Gloger-Tippelt, G. (1988). Schwangerschaft und erste Geburt. Psychologische Veränderungen der Eltern. Stuttgart: Kohlhammer Verlag.

Gloger-Tippelt, G. (2005). Psychologischer Übergang zur Elternschaft. In: Thun-Hohenstein, L. Übergänge: Wendepunkte und Zäsuren in der kindlichen Entwicklung. S. 55–73. Göttingen: Vandenhoeck & Ruprecht.

Gloger-Tippelt, G. (2008). Hineinwachsen in die Familie. In: Hasselborn, M., Silbereisen, R. Entwicklungspsychologie des Säuglings- und Kindesalters. S. 341–372. Göttingen: Hogrefe Verlag.

Gloger-Tippelt, G., König, L. (2009). Bindung in der mittleren Kindheit. Das Geschichtenergänzungsverfahren zur Bindung 5–8-jähriger Kinder (GEV-B). Weinheim, Basel: Beltz PVU.

Goldenberg, R. L., Culhane, J. F., Iams, J. D., Romero, R. (2008). Epidemiology and causes of preterm birth. Lancet 371. S. 75–84.

Grossmann, K., Grossmann, K. E. (2004). Bindungen. Das Gefüge psychischer Sicherheit (Attachment. The composition of psychological security). Stuttgart: Klett-Cotta.

Grossmann, K. E., Grossmann, K. E. (2011). Bindung, innere Arbeitsmodelle und psychologische Anpassung. In: Grossmann, K. E., Grossmann, K. Bindung und menschliche Entwicklung – John Bowlby, Mary Ainsworth und die Grundlagen der Bindungstheorie. (2. Aufl.). S. 307–317. Stuttgart: Klett-Cotta.

Gutbrod, T., Wolke, D. (2003). Bindungsaufbau bei sehr frühgeborenen Kindern. „Eine neue Generation". In: Nöcker-Ribaupierre, M. Hören – Brücke ins Leben. Musiktherapie mit früh- und neugeborenen Kindern. S. 61–84. Göttingen: Vandenhoek & Ruprecht.

Gutbrod, T., Wolke, D. (2012). Bindungsaufbau bei sehr frühgeborenen Kindern. „Eine neue Generation". In: Nöcker-Ribaupierre, M. Hören – Brücke ins Leben. Musiktherapie mit früh- und neugeborenen Kindern. (2. überarb. und erw. Aufl.). zeitpunkt musik. S. 53–70. Wiesbaden: Reichert Verlag.

Hanson-Abromeit, D., Colwell, C. (2008). Effective clinical practice in music therapy. Medical music therapy for pediatrics in hospital settings. AMTA Monograph Series. Silver Spring, MD: American Music Therapy Association.

Haslbeck, F. (2004). Music Therapy with preterm infants. Theoretical approach and first practical experience. Music Therapy Today, Vol. V (4) August 2004. URL: http://www.careperinatologia.it/lavori/L230.pdf. Stand: 04.08.2015.

Haslbeck, F. (2013). Fortbildung „Musik als Therapie auf der Frühgeborenenstation." Einführung und Orientierung. München.

Haslbeck, F. (2014). Responsiveness. Die zentrale musiktherapeutische Kompetenz in der Neonatologie. In: Musiktherapeutische Umschau. Forschung und Praxis der Musiktherapie. Band 35, 3 (2014). Göttingen: Vandenhoeck & Ruprecht.

Haslbeck, F. (2015). Frühstart ins Leben. Musik als Therapie für frühgeborene Kinder und ihre Eltern. Musik, Spiel und Tanz 2/2015. S. 40–42.

Hellmers, C. (2005). Geburtsmodus und Wohlbefinden. Eine prospektive Untersuchung an Erstgebärenden unter besonderer Berücksichtigung des (Wunsch-)Kaiserschnittes. Herzogenrath: Shaker Verlag.

Helmer, H. (2007). Definitionen in der Geburtshilfe. Frühgeburt, Totgeburt und Fehlgeburt. Speculum 5(1). S. 7–8.

Henß, U. (2005). Eifersucht bei Geschwistern im Kindesalter und deren Folgen. Abschlussarbeit im Seminar: Kognitive Emotionen. Ruprecht-Karls-Universität Heidelberg. Fakultät für Verhaltens- und Empirische Kulturwissenschaften. Psychologisches Institut. URL: http://docplayer.org/14719738-Eifersucht-bei-geschwistern-im-kindesalter-und-deren-folgen.html. Stand: 25.04.2018.

Herting, E. (2010). Kinder mit besonderen Risiken: Frühgeborene. In: Jorch, G., Hübler, A. Neonatologie. S. 70–76. Stuttgart: Thieme Verlag.

Herzog, W., Böni, E., Guldimann, J. (1997). Partnerschaft und Elternschaft. Die Modernisierung der Familie. Bern: Haupt Verlag.

Hesse, E., Main, M. (2002). Desorganisiertes Bindungsverhalten bei Kleinkindern, Kindern und Erwachsenen. Zusammenbruch von Strategien des Verhaltens und der Aufmerksamkeit. In: Brisch, K.-H., Grossmann, K. E., Grossmann, K., Kohler, L. Bindungen und seelische Entwicklungswege: Grundlagen, Prävention und klinische Praxis. Stuttgart: Klett-Cotta.

Hidas, G., Raffai, J. (2006). Nabelschnur der Seele. Psychoanalytisch orientierte Förderung der vorgeburtlichen Bindung zwischen Mutter und Baby. Gießen: Psychosozial Verlag.

Hofer, M. (2002). Familienbeziehungen in der Entwicklung. In: Hofer, M., Wild, E., Noak, P. Lehrbuch Familienbeziehungen. Eltern und Kinder in der Entwicklung. S. 4–27. Göttingen, Bern, Toronto, Seattle: Hogrefe Verlag.

Hofmann, F. (2015). Einfluss des Anästhesieverfahrens auf den Apnoe-Hypopnoe- Index und weitere Parameter bei Patienten mit obstruktivem Schlafapnoesyndrom. Dissertation an der Medizinischen Fakultät der Charité – Universitätsmedizin Berlin. URL: http://www.diss.fu-berlin.de/diss/servlets/MCRFileNodeServlet/ FUDISS_derivate_000000018298/Hofmann_Diss.pdf?hosts=. Stand: 04.03.2016.

Holmes, J. (1993). John Bowlby and Attachment Theory. London, New York: Routledge.

Jaddoe, V. W., Bakker, R., Hofman, A. (2007). Moderate alcohol consumption during pregnancy and the risk of low birth weight and preterm birth. The Generation R Study. Ann Epidemiol 17: S. 834–840.

Janus, L. (2011). Wie die Seele entsteht. Unser psychisches Leben vor, während und nach der Geburt. Heidelberg: Mattes Verlag.

Jorch, G. (2013). Fetoneonatale Neurologie. Erkrankungen des Nervensystems von der 20. SSW bis zum 20. Lebensmonat. Stuttgart: Georg Thieme Verlag.

Kassenärztliche Bundesvereinigung. (2005). Vereinbarung über Maßnahmen zur Qualitätssicherung der Versorgung von Früh- und Neugeborenen vom 20. September 2005. Deutsches Ärzteblatt, 102 (41): A-2817; B-2381; C-2245.

Kasten, H. (1994). Geschwister. Vorbilder, Rivalen, Vertraute. Berlin, Heidelberg: Springer Verlag.

Kasten, H. (2004). Der aktuelle Stand der Geschwisterforschung. URL: http://www.familienhandbuch.de/cms/Familienforschung-Geschwister.pdf. Stand: 05.05.2015.

Kaufmann, J. (2014). Musiktherapie mit risikoschwangeren Frauen. In: Kaufmann, J., Nussberger, M., Esslinger, M., Leitgeb, M. M. Gespürt – gehört – gebor(g)en. Musiktherapie mit risikoschangeren Frauen, Säuglingen und Kleinkindern. S. 9–68. Wiesbaden: Reichert Verlag.

Kesmodel, U., Olsen, S. F., Secher, N. J. (2000). Does alcohol increase the risk of preterm delivery? Epidemiol 11: S. 512.

Keuter, T. (2003). Geschwister frühgeborener Kinder. Eine empirische Untersuchung. Staatsexamensarbeit an der Universität Köln. Hamburg: Diplomica Verlag.

Kobus, S. (2016). Lebenslanges Lernen. Vergleichende Studien zum Erlernen des Instrumentalspiels, insbesondere des Klaviers, im Kindes-, Jugend- und Erwachsenenalter. Berlin: Logos Verlag.

Köhntop, B., Brisch, K. H., Kächele, H., Pohlandt, F. (1995). Die Bedeutung der Väter in der Triade nach der Geburt von sehr kleinen Frühgeborenen. Zeitschrift für Kinder- und Jugendpsychiatrie, 23. S. 106.

Kuse-Isingschulte, M. (2000). Psychische Belastungen durch eine Totgeburt und die Bewältigung: Verlauf, Einflußfaktoren, Stand und Möglichkeiten der therapeutischen Versorgung. Band 193 von Theorie und Forschung. Psychologie. Regensburg: Roderer Verlag.

Lechner, M. (2013). Infektiologische Ursachen und Folgen von Frühgeburt. Auswertung von Daten aus der Neonatologie des Klinikums Großhadern und literarisches Kompendium. München: Dissertation zum Erwerb des Doktorgrades der Zahnheilkunde an der Medizinischen Fakultät der Ludwig-Maximilians-Universität München.

Leinmüller, R. (2001). Frühgeburt. Eine Hypothek für das Leben. Deutsches Ärzteblatt 2001 (12): A740.

Lind, I. (2001). Späte Scheidung. Eine bindungstheoretische Analyse. Dissertation 2001. Internationale Hochschulschriften, Band 374. Münster, New York, München, Berlin: Waxmann Verlag.

Linderkamp, O., Linder, R. (2013). Anstieg von Kaiserschnittgeburten. In: Hildebrandt, S., Alberti, H. Verborgene Wahrheiten - der verantwortungsvolle Umgang mit Erinnerungen aus unserer frühesten Lebenszeit. Heidelberg: Mattes Verlag.

Loewy, J. (2012). Ein Modell klinischer Musiktherapie in der Neugeborenen Intensiv-Station. In: Nöcker-Ribaupierre, M. Hören. Brücke ins Leben. Musiktherapie mit früh- und neugeborenen Kindern. S. 193–208. Göttingen: Vandenhoek & Ruprecht.

Lüdin, C. (2014). Leidenschaft Vaterschaft. Über die Bedeutung von bindungsfördernden Elementen der Emotionalen Ersten Hilfe (EEH) für Väter, als Basis der Eltern-Kind-Bindung. Abschlussarbeit der Ausbildung zum Fachberater Emotionelle Erste Hilfe (EEH). Basel.

Ludington-Hoe, S. M., Golant, S. K. (1993). Liebe geht durch die Haut. Eltern helfen. München: Kösel Verlag.

Luhmann, N. (1970). Soziologische Aufklärung. Aufsätze zur Theorie sozialer Systeme. Köln: Westdeutscher Verlag.

Lundsberg, L. S., Bracken, M. B., Saftlas, A. F. (1997). Low-to-moderate gestational alcohol use and intrauterine growth retardation, low birthweight, and preterm delivery. Ann Epidemiol 7: S. 498–508.

Lüscher, K. (1988). Familie und Familienpolitik im Übergang zur Postmoderne. In: Lüscher, K., Schultheis, F., Wehrspaun, M., Die „postmoderne" Familie. S. 15–36. Konstanz: UVK Universitätsverlag.

Mahler, G., Barth, U., Kächele, H., Kreienberg, R., Zimmer, I., Brisch, K. H. (1999). Bewältigungsstrategien von Risikoschwangeren mit drohender Frühgeburt. In: Hawighorst-Knapstein, S., Schönefuß, G., Knapstein, P., Kentenich, H. Psychosomatische Gynäkologie und Geburtshilfe. Beiträge der Jahrestagung 1998. S. 99–105. Gießen: Psychosozial-Verlag.

Maiello, S. (2003). Die Bedeutung pränataler auditiver Wahrnehmung und Erinnerung für die psychische Entwicklung. Eine psychoanalytische Perspektive. In: Nöcker-Ribaupierre, M. Hören. Brücke ins Leben. Musiktherapie mit früh- und neugeborenen Kindern. S. 85–108. Göttingen: Vandenhoek & Ruprecht.

Meyer, M. (2006). Pflegende Angehörige in Deutschland. Ein Überblick über den derzeitigen Stand und zukünftige Entwicklungen. Reihe: Gerontologie - Gerontology. Berlin, Münster, Wien, Zürich, London: Lit Verlag.

Meyer, T. (1992). Modernisierung der Privatheit. Differenzierungs- und Individualisierungsprozesse des familialen Zusammenlebens. Wiesbaden: Westdeutscher Verlag.

Meyer-Probst, B., Reis, O. (2000). Risikofaktoren und Risikobewältigung im Kontext. Schlußfolgerungen aus der Rostocker Längsschnittstudie nach 25 Jahren. Frühförderung interdisziplinär,19(3). S. 109–118.

Minde, K., Zelkowitz, P. (2008). Premature babies. In: Haith, M. M., Benson, J. Encyclopedia of Infant and Early Childhood Development. S. 581–591. Kidlington, Oxford: Elsevier.

Nave-Herz, R. (1989). Gegenstandsbereich und historische Entwicklung der Familienforschung. In: Nave-Herz, R. Marefka, M. Handbuch der Familienforschung. Bd.1. S. 1–18. Frankfurt am Main: Hermann Luchterhand Verlag.

Niehoff, J. (1995). Sozialmedizin systematisch. Lorch: Uni-Med Verlag.

Nöcker-Ribaupierre, M. (1995). Auditive Stimulation nach Frühgeburt. Ein Beitrag zur Musiktherapie. Heidelberger Schriften zur Musiktherapie Band 7. Stuttgart: Gustav Fischer Verlag.

Nöcker-Ribaupierre, M. (2005). Die Mutterstimme und ihre Bedeutung für die frühkindliche Entwicklung- eine Literaturübersicht. In: Müller-Oursin, B. Ich wachse, wenn ich Musik mache. Wiesbaden: Reichert Verlag.

Nöcker-Ribaupierre, M. (2007a). Vortrag auf der Jubiläumstagung des Studiengangs Musiktherapie der Westfälischen Wilhelms-Universität Münster am 23.–25. November 2007. URL: www.uni-munester.de/Musiktherapie: Stand: 10.02.2016.

Nöcker-Ribaupierre, M. (2007b). Unterstützung durch Mutterstimme und Musik. In: Bundesverband „Das frühgeborene Kind" e.V. Zu früh geboren. Informationen für Frühchen-Eltern. S. 41–44. Frankfurt am Main.

Nöcker-Ribaupierre, M. (2007c). Musik und Stimme für frühgeborene Kinder. In: Bundesverband „Das frühgeborene Kind" e.V. Frühgeborene und ihre Eltern in der Klinik. Informationsbroschüre des Bundesverbandes. S. 10–18. Frankfurt am Main.

Nöcker-Ribaupierre, M. (2009). Pränatale und perinatale Psychologie und ihre Relevanz für Musiktherapie. In: Decker-Voigt, H.-H., Weymann, E. Lexikon Musiktherapie. Göttingen: Hogrefe Verlag.

Nöcker-Ribaupierre, M. (2015). Internationale musiktherapeutische Ansätze für frühgeborene Kinder. In: Musiktherapeutische Umschau. Forschung und Praxis der Musiktherapie. Bd. 36,2 (2015). Göttingen: Vandenhoeck & Ruprecht.

Nöcker-Ribaupierre, M., Zimmer, M.-L. (2004). Förderung frühgeborener Kinder mit Musik und Stimme. Beiträge zur Frühförderung interdisziplinär – Band 11. München: Ernst Reinhardt Verlag.

Nöcker-Ribaupierre, M., Zimmer, M.-L. (2012). Hören. Brücke ins Leben. Musiktherapie mit früh- und neugeborenen Kindern. (2. überarb. und erw. Aufl.). Wiesbaden: Reichert Verlag.

Noor, S., Nazar, A. F., Bashir, R., Sultana, R. (2007). Prevalance of PPROM and its outcome. J Ayub Med Coll Abbottabad 19. S. 14–17.

Nunold, M. (2013). Durch ein anderes Tor ins Leben. Kaiserschnittgeburten und die „Nachreifung" des Geburtsprozesses durch musiktherapeutische Rituale. Berlin: Hausarbeit im 4. Weiterbildungsstudiengang „Musiktherapie/Intermodale Methoden". http://docplayer.org/20213439-Durch-ein-anderes-tor-ins-leben-kaiserschnittgeburten-und-die-nachreifung-des-geburtsprozesses.html. Stand: 25.04.2018.

Nussberger, R. (2014). Impuls-Musiktherapie mit hospitalisierten risikoschwangeren Frauen und ihren ungeborenen Kindern. Sinn, Möglichkeiten und Grenzen kurztherapeutischer Konzepte im Akutspital. In: Kaufmann, J., Nussberger, R., Esslinger, M., Leitgeb, M. M. Gespürt - gehört - gebor(g)en. Musiktherapie mit risikoschangeren Frauen, Säuglingen und Kleinkindern. S. 69–132. Wiesbaden: Reichert Verlag.

Obladen, M., Maier, R. F., Barthlen, W., Stiller, B. (2006). Neugeborenenintensivmedizin. Evidenz und Erfahrung. (7. Aufl.). Heidelberg: Springer Medizin Verlag.

Oblasser, C., Ebner, U., Wesp, G. (2008). Der Kaiserschnitt hat kein Gesicht. Fotobuch, Wegweiser und Erfahrungsschatz aus Sicht von Müttern und geburtshilflichen Expertinnen. Salzburg: edition riedenburg.

Oehlmann, J. (2009). Archaische Musikinstrumente. In: Decker-Voigt, H.-H., Weymann, E. Lexikon Musiktherapie. Göttingen: Hogrefe Verlag.

Parncutt, R., Kessler, A. (2007). Musik als virtuelle Person. In: Oberhoff, B., Leikert, S. Die Psyche im Spiegel der Musik. Musikanalytische Beiträge. Gießen: Psychosozial-Verlag.

Papoušek, M. (2012). Vorwort. In: Nöcker-Ribaupierre, M. Hören. Brücke ins Leben. Musiktherapie mit früh- und neugeborenen Kindern. S. 7–11. Göttingen: Vandenhoek & Ruprecht Verlag.

Papoušek, M., Schieche, M., Wurmser, H. (2004). Regulationsstörungen der frühen Kindheit. Frühe Risiken und Hilfen im Entwicklungskontext der Eltern-Kind-Beziehungen. Bern: Huber Verlag.

Petzold, M. (2002). Definition der Familie aus psychologischer Sicht. In: Rollett, B., Werneck, H. Klinische Entwicklungspsychologie der Familie. S. 22–31. Göttingen, Bern, Toronto, Seattle: Hogrefe Verlag.

Peuckert, R. (2012). Familienformen im sozialen Wandel. (8. Aufl.). Wiesbaden: Springer VS Verlag für Sozialwissenschaften.

Podder, L. (2007). Effects of music therapy on anxiety levels and pain perception. 98(7). Nursing Journal of India. S. 161.

Poets, C. F., Wallwiener, D., Vetter, K. (2012). Zwei bis sechs Wochen zu früh geboren. Risiken für das weitere Leben. Deutsches Ärzteblatt 109(43). S. 721–726.

Pritchard, V. E., Clark, C. A., Liberty, K., Champion, P. R., Wilson, K., Woodward, L. J. (2009). Early school-based learning difficulties in children born very preterm. Early Hum Dev 85(4). S. 215–24.

Resch, F., Parzer, P., Brunner, R. M., Haffner, J., Koch, E., Oelkers-A., R., Schuch, B., Strehlow, U. (1999). Entwicklungspsychopathologie des Kindes- und Jugendalters. Ein Lehrbuch. (2. Aufl.). Weinheim: Beltz – Psychologie Verlags Union.

Reuner, G. (2015). Frühgeborene in Kindergarten und Schule. Fortbildung Klinikschule, 12.05.2015. Universitätsklinikum Heidelberg.

Röslmair, U., Hetzenegger, S., Warken, B. (2007). Umgang mit Frühgeborenen. In: Bundesverband „Das frühgeborene Kind" e. V. Frühgeborene und ihre Eltern in der Klinik. Informationsbroschüre des Bundesverbandes. S. 6–9. Frankfurt am Main.

Rose, S. A., Feldman, J. F., Jankowski, J. J., Van Rossem, R. (2005). Pathways from prematurity and infant abilities to later cognition. Child Development, 76 (6). S. 1172–1184.

Rosenbaum, H. (1982). Formen der Familie. Untersuchungen zum Zusammenhang von Familienverhältnissen, Sozialstruktur und sozialem Wandel in der deutschen Gesellschaft des 19. Jahrhunderts. Frankfurt am Main: Suhrkamp Verlag.

Röslmair, U., Hetzenegger, S., Warken, B. (2007). Umgang mit Frühgeborenen. In: Bundesverband „Das frühgeborene Kind" e. V. Frühgeborene und ihre Eltern in der Klinik. Informationsbroschüre des Bundesverbandes. S. 6–9. Frankfurt am Main.

Ruhlig, H. (2004). The Effects of Antepartum Bed Rest on the Pregnant Woman and her Family. Journal of Prenatal & Perinatal Psychology & Health, 18(3). S. 233–240.

Sachverständigenrat zur Begutachtung der Entwicklung im Gesundheitswesen. (2007). Kooperation und Verantwortung: Voraussetzungen einer zielorientierten Gesundheitsversorgung. URL: http://www.svr-gesundheit.de/fileadmin/ user_upload/ Gutachten/2007/Kurzfassung_2007.pdf. Stand: 05.08.2016.

Sarimski, K. (2000). Frühgeburt als Herausforderung. Psychologische Beratung als Bewältigungshilfe. Göttingen: Hogrefe Verlag.

Sarimski, K., Porz, F. Frühgeborene nach der Entlassung. Informationsbroschüre des Bundesverbandes „Das frühgeborene Kind" e. V. Frankfurt am Main.

Scheidt, C. E. (2012). Bindungstheorie. In: Senf, W., Broda, M., Amann, G. Praxis der Psychotherapie. Ein integratives Lehrbuch. (5. Aufl.). Stuttgart: Thieme Verlag.

Schewe, K. (2009). Geschwisterbeziehungen. Ihr Einfluss auf die (Persönlichkeits-)Entwicklung von Kindern und ihre Darstellung in Bilderbüchern. Schriftliche Arbeit zur Erlangung des akademischen Abschlusses Bachelor of Arts (B. A.). Hochschule Neubrandenburg. http://digibib.hs-nb.de/file/dbhsnb_derivate_0000000289/ Bachelorarbeit-Schewe-2009.pdf. Stand: 25.04.2018.

Schleiffer, R. (2009). Konsequenzen unsicherer Bindungsqualität. Verhaltensauffälligkeiten und Schulleistungsprobleme. In: Julius, H., Gasteiger-Klicpera, B., Kißgen, R. Bindung im Kindesalter – Diagnostik und Interventionen. S. 45–50. Göttingen: Hogrefe Verlag.

Schleußner, E. (2013). Drohende Frühgeburt. Prävention, Diagnostik und Therapie. Deutsches Ärzteblatt 110(13). S. 227–236.

Schölmerich, A., Pinnow, M. (2008). Prä- und perinatale Entwicklung des Menschen. In: Hasselborn, M., Silbereisen, R. Entwicklungspsychologie des Säuglings- und Kindesalters. S. 3–66. Göttingen: Hogrefe Verlag.

Schumacher, K. (2000). Musiktherapie und Säuglingsforschung. Zusammenspiel. Einschätzung der Beziehungsqualität am Beispiel des instrumentalen Ausdrucks eines autistischen Kindes. (2. durchgesehene. Aufl.). Frankfurt am Main: Peter Lang GmbH, Europäischer Verlag der Wissenschaften.

Schumacher, K., Calvet, C. (2007). Entwicklungspsychologisch orientierte Kindermusiktherapie. Am Beispiel der „Synchronisation" als relevantes Moment. In: Stiff, U., Tüpker, R. Kindermusiktherapie. Richtungen und Methoden. Göttingen: Vandenhoeck & Ruprecht.

Seiler, V. (2012). Wir bekommen ein Baby! Und wo bleibe ich? Geschwisterkinder ermutigend auf die Geburt des Säuglings vorbereiten. Norderstedt: Books on Demand.

Shoemark, H. (2012). Familienzentrierte Musiktherapie für Kinder mit komplexen medizinischen und chirurgischen Problemen. In: Nöcker-Ribaupierre, M. Hören. Brücke ins Leben. Musiktherapie mit früh- und neugeborenen Kindern. (2. überarb. und erw. Aufl.). zeitpunkt musik. S. 175–192. Wiesbaden: Reichert Verlag.

Simon, C. (2013). Community Music Therapy. Musik stiftet Gemeinschaft. Klein Jasedow: Drachen Verlag.

Simon, F. B. (2000). Grenzfunktionen der Familie. In: System Familie, 13. S. 140–148. Springer Verlag.

Spätling, L., Schneider, H. (2004). Frühgeburt. Pränatale und intrapartale Aspekte. In: Schneider, H. H. Die Geburtshilfe. (2. Aufl.). S. 453–475. Heidelberg: Springer Verlag.

Standley, J. M. (2003). The effect of music-reinforced nonnutritive sucking on feeding rate of premature infants. Journal of Pediatric Nursing, 18(3). S. 169–173.

Steele, H., Steele, M. (2008). Clinical Applications of the Adult Attachment Interview. New York: Guilford Press.

Steer, R. A., Scholl, T. O., Hedinger, M. L., Fischer, R. L. (1992). Self-reported depression and negative pregnancy outcomes. Journal of Clinical Epidemiology, 45. S. 1093–1099.

Steidinger, J., Uthike, K. J. (1995). Frühgeborene. Von Babys, die nicht warten können. Hamburg: Rowohlt Verlag.

Stening, W. (2007). Die Känguruh-Methode. In: Bundesverband „Das frühgeborene Kind" e. V. Frühgeborene und ihre Eltern in der Klinik. Informationsbroschüre des Bundesverbandes. S. 19–27. Frankfurt am Main.

Stewart, K. (2009a). PATTERNS. A model for evaluating trauma in NICU music therapy. Part 1 – Theory and design. Music and Medicine, 1(1). S. 29–40.

Stewart, K. (2009b). PATTERNS. A model for evaluating trauma in NICU music therapy. Part 2 – Treatment parameters. Music and Medicine, 1(1). S. 123–128.

Strauss, B., Buchheim, A., Kächele, H. (2002). Klinische Bindungsforschung. Theorien – Methoden – Ergebnisse. Stuttgart.: Schattauer, F. K. Verlag.

Tomatis, A. (1981). La nuit utérine. (Dt.: Der Klang des Lebens. Vorgeburtliche Kommunikation. Die Anfänge der seelischen Entwicklung. 1987). Reinbek: Rowohlt Verlag.

Tomatis, A. (1994). Klangwelt Mutterleib. Die Anfänge der Kommunikation zwischen Mutter und Kind. Düsseldorf: Walther Verlag.

van IJzendoorn, M. H. (1995). Adult attachment representations, parental responsiveness, and infant attachment. A meta-analysis on the predictive validity of the Adult Attachment Interview. Psychological Bulletin, 117. S. 387–403.

Viehweg, B. (2004). Schwangerenvorsorge. In: Schneider, H., Husslein, P., Schneider, K. Die Geburtshilfe. (2. Aufl.). S. 184–199. Heidelberg: Springer Verlag.

Walser, M. (2007). Geschwisterbindung als protektives Entwicklungsingrediens. In: Diskurs Kindheits- und Jugendforschung, 3/2007. S. 345–348. Leverkusen: Verlag Barbara Budrich.

Wense, A., Bindt, C. (2013). Risikofaktor Frühgeburt. Entwicklungsrisiken erkennen und behandeln. Weinheim: Beltz Verlag.

Whipple, J. (2005). Music and multimodal stimulation as developmental intervention in neonatal intensive care. In: Music Therapy Perspectives, 23(2). S. 100–105.

Wilson-Costello, D., Friedman, H., Minich, N., Siner, B., Taylor, G., Schluchter, M., Hack, M. (2007). Improved neurodevelopmental outcomes for extremely low birth weight infants in 2000–2002. Pediatrics 119(1). S. 37–45.

Wittenberg, J.-V. P. (1990). Psychiatric considerations in premature birth. Canadian Journal of Psychiatry, 35 (9). S. 734–740.

Wolke, D., Meyer, R. (1999). Ergebnisse der Bayerischen Entwicklungsstudie: Implikationen für Theorie und Praxis. Kindheit und Entwicklung, 8(1). S. 23–35.

Zimmer, M. L. (2012). Zu früh geborene Kinder haben „zu früh geborene" Mütter. Praktische Erfahrung mit Frühgeborenen und ihren Müttern beim Einsatz Auditiver Stimulation mit Mutterstimme. In: Nöcker-Ribaupierre, M. Hören – Brücke ins Leben. Musiktherapie mit früh- und neugeborenen Kindern. (2. überarb. und erw. Aufl.). zeitpunkt musik. S. 145–162. Wiesbaden: Reichert Verlag.

Zimmermann, P. (2006). Grundwissen Sozialisation. Einführung zur Sozialisation im Kindes- und Jugendalter. (3. überarb. und erw. Aufl.). Wiesbaden: Verlag für Sozialwissenschaften.

Zütphen, J. (2010). Psychologische Begutachtung im Familienrecht. Effekte entscheidungsorientierter vs. lösungsorientierter Begutachtung auf die Trennungsfamilie. Erfahrungen und Ansichten aus Elternsicht. Bielefeld: Dissertation der Fakultät für Psychologie und Sportwissenschaft.